高职高专医药院校护理类专业书证融通系列教材

数字案例版

▶ 供护理、助产等专业使用

护理礼仪
（数字案例版）

U0334172

主　编　解　红　罗劲梅　李国荣

副主编　龚国梅　李爱夏　张亚林　叶　云

编　者　（以姓氏笔画为序）

邓婷婷　上海济光职业技术学院

叶　云　镇江市第三人民医院

李欢欢　阜阳职业技术学院

李国荣　郑州铁路职业技术学院

李爱夏　宁波卫生职业技术学院

张亚林　黄河科技学院

苟　敏　安康职业技术学院

罗劲梅　四川卫生康复职业学院

孟　亚　黄河科技学院

姜冬坤　阜阳职业技术学院

龚国梅　泉州医学高等专科学校

解　红　聊城职业技术学院

华中科技大学出版社

http://www.hustp.com

中国·武汉

内 容 简 介

本书是高职高专医药院校护理类专业书证融通系列教材（数字案例版）。

本书共八章，内容包括绪论、日常社交礼仪、护士仪容礼仪、护士服饰礼仪、护士仪态礼仪、护士言谈礼仪、护理工作礼仪、护士求职礼仪。为便于教学，本教材引入学习目标、情境导入等多种教学手段，正文中穿插知识链接，每章最后附有学习检测。

本书可供护理、助产等专业使用，也可供在职医护人员参考阅读。

图书在版编目（CIP）数据

护理礼仪：数字案例版/解红，罗劲梅，李爱夏主编. —武汉：华中科技大学出版社，2020.10
ISBN 978-7-5680-6453-8

Ⅰ. ①护…　Ⅱ. ①解…　②罗…　③李…　Ⅲ. ①护理-礼仪-职业教育-教材　Ⅳ. ①R47

中国版本图书馆 CIP 数据核字(2020)第 193211 号

护理礼仪（数字案例版）　　　　　　　　　　　　　　　　解　红　罗劲梅　李国荣　主编
Huli Liyi(Shuzi Anliban)

策划编辑：周　琳
责任编辑：张　琴
封面设计：原色设计
责任校对：刘　竣
责任监印：周治超
出版发行：华中科技大学出版社（中国·武汉）　　　电话：(027)81321913
　　　　　武汉市东湖新技术开发区华工科技园　　　邮编：430223
录　　排：华中科技大学惠友文印中心
印　　刷：武汉市籍缘印刷厂
开　　本：889mm×1194mm　1/16
印　　张：7.25
字　　数：162 千字
版　　次：2020 年 10 月第 1 版第 1 次印刷
定　　价：29.00 元

高职高专医药院校护理类专业书证融通系列教材(数字案例版)

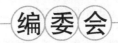

丛书学术顾问 文历阳　胡　野

委员(以姓氏笔画为序)

王　兵　湖南交通工程学院

王高峰　贵州工程职业学院

卢　兵　镇江高等专科学校

朱　红　山西同文职业技术学院

刘义成　汉中职业技术学院

孙凯华　广东岭南职业技术学院

杨美玲　宁夏医科大学

邹金梅　四川卫生康复职业学院

张　捷　上海中侨职业技术大学

陈小红　铜仁职业技术学院

陈丽霞　泉州医学高等专科学校

陈国富　泰州职业技术学院

陈晓霞　肇庆医学高等专科学校

武　江　镇江高等专科学校

林爱琴　郑州铁路职业技术学院

金庆跃　上海济光职业技术学院

郑纪宁　承德医学院

费素定　宁波卫生职业技术学院

唐忠辉　漳州卫生职业学院

桑未心　上海东海职业技术学院

黄　涛　黄河科技学院

黄岩松　长沙民政职业技术学院

黄绪山　安康职业技术学院

曹新妹　上海交通大学医学院附属精神卫生中心

程红萍　长治医学院

雷良蓉　随州职业技术学院

戴　波　聊城职业技术学院

网络增值服务使用说明

欢迎使用华中科技大学出版社医学资源网yixue.hustp.com

1.教师使用流程

（1）登录网址：http://yixue.hustp.com （注册时请选择教师用户）

（2）审核通过后，您可以在网站使用以下功能：

管理学生

建立课程　　　　　　　　布置作业

下载教学　　　　　　　　查询学生学习
资源　　　　　教师　　　　记录等

2.学员使用流程

建议学员在PC端完成注册、登录、完善个人信息的操作。

（1）PC端学员操作步骤

①登录网址：http://yixue.hustp.com （注册时请选择普通用户）

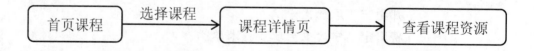

②查看课程资源

如有学习码，请在个人中心-学习码验证中先验证，再进行操作。

| 首页课程 | 选择课程 → | 课程详情页 | → | 查看课程资源 |

（2）手机端扫码操作步骤

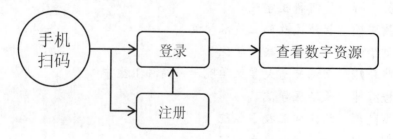

总　序

2019 年国务院正式印发《国家职业教育改革实施方案》(下文简称《方案》),对职业教育改革提出了全方位设想。《方案》明确指出,职业教育与普通教育是两种不同教育类型,具有同等重要地位,要将职业教育摆在教育改革创新和经济社会发展中更加突出的位置。职业教育被提高到了"没有职业教育现代化就没有教育现代化"的地位,作为高等职业教育重要组成部分的高等卫生职业教育,同样受到关注。

高等卫生职业教育既具有职业教育的普遍特性,又具有医学教育的特殊性。其中,护理专业的专科人才培养要求以职业技能的培养为根本,以促进就业和适应产业发展需求为导向,与护士执业资格考试紧密结合,突出职业教育的特色,着力培养高素质复合型技术技能人才,力求满足学科、教学和社会三方面的需求。

为了进一步贯彻落实文件精神,适应护理专业高职教育改革发展的需要,满足"健康中国"对高素质复合型技术技能人才培养的需求,充分发挥教材建设在提高人才培养质量中的基础性作用,经调研后,在全国卫生职业教育教学指导委员会专家和部分高职高专示范院校领导的指导下,华中科技大学出版社组织了全国近 50 所高职高专医药院校的 200 多位老师编写了这套全国高职高专医药院校护理类专业书证融通系列教材(数字案例版)。

本套教材强调以就业为导向、以能力为本位、以岗位需求为标准的原则。按照人才培养目标,遵循"三基"(基本理论、基本知识、基本技能)、"五性"(思想性、科学性、先进性、启发性、适应性)、"三特定"(特定目标、特定对象、特定限制)的编写原则,充分反映各院校的教学改革成果和研究成果,教材编写体系和内容均有所创新,在编写过程中重点突出以下特点。

(1)紧跟教改,接轨"1+X"制度。紧跟高等卫生职业教育的改革步伐,引领职业教育教材发展趋势,注重体现"学历证书+若干职业技能等级证书"制度(即"1+X证书"制度),提升学生的就业竞争力。

(2)坚持知行合一、工学结合。教材融传授知识、培养能力、提高技能、提高素质为一体,注重职业教育人才德能并重、知行合一和崇高职业精神的培养。

(3)创新模式,提高效用。教材大量应用问题导入、案例教学、探究教学等编写理念,将"案例"作为基础与临床课程改革的逻辑起点,引导课程内容的优化与传授,适应当下短学制医学生的学习特点,提高教材的趣味性、可读性、简约性。

(4)纸质数字,融合发展。教材对接科技发展趋势和市场需求,将新的教学技术融入教材建设中,开发多媒体教材、数字教材等新媒体教材形式,推进教材的数字化建设。

(5)紧扣大纲,直通护考。紧扣教育部制定的高等卫生职业教育教学大纲和最新护士执业资格考试要求,随章节配套习题,全面覆盖知识点和考点,有效提高护士执业资格考试通过率。

本套教材得到了专家和领导的大力支持与高度关注,我们衷心希望这套教材能在相关课程的教学中发挥积极作用,并得到读者的青睐。我们也相信这套教材在使用过程中,通过教学实践的检验和实际问题的解决,能不断得到改进、完善和提高。

高职高专医药院校护理类专业书证融通系列教材

(数字案例版)编写委员会

本教材根据护理专业特点和护士岗位的需求,从当前护理人文教育涉及的基本范围中,精选了护士应具备的较为重要的礼仪修养内容并进行整合。本教材内容包括绪论、日常社交礼仪、护士仪容礼仪、护士服饰礼仪、护士仪态礼仪、护士言谈礼仪、护理工作礼仪、护士求职礼仪。

《护理礼仪(数字案例版)》在编写中始终以社会对培养高端技能型护理人才的需要为宗旨,注重思想内容的科学性、启发性、实用性,注重贴近护理实践。为便于教学,本教材引入学习目标、情境导入等多种教学方式,正文中穿插知识链接,每章最后附有学习检测。为了提高本教材的可读性和表现力,书中还穿插有较多的图片。本教材为高职高专护理专业教材,也可供在职医护人员参考阅读。

本教材牢固确立职业教育在国家人才培养体系中的重要位置,力求使职业教育专业设置与产业需求、课程内容与职业标准、教学过程与临床实践"三对接",崇尚一技之长,提升人才培养质量,做到学以致用。教材编写强化质量意识、精品意识,以学生为中心,以"三对接"为宗旨,突出思想性、科学性、实用性、启发性、教学适用性;在教材内容结构、知识点、规范化、标准化、编写技巧、语言文字等方面加以改革,从整体上提高教材质量,力求编写出精品教材。

我们衷心希望本教材能在相关课程的教学中发挥积极的作用,通过教学实践的检验不断改进和完善。

由于编者水平有限,书中难免有不足之处,敬请各位读者多提宝贵意见,以便再版时予以修正,提升教材质量。

编 者

目 录

MULU

第一章　绪　论

学习目标

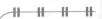

扫码看课件

1. 掌握培养护理礼仪修养的方法；熟悉礼仪和护理礼仪的概念；了解中国礼仪的起源与历史演变。

2. 能运用所学礼仪知识养成礼仪行为；分析日常礼仪行为，在人际交往中把握礼仪原则，提升人际交往能力。

3. 理解礼仪内涵及护理礼仪的意义；能在护理工作中自觉履行职业礼仪。

孔子云：人无礼则不立，事无礼则不成，国无礼则不宁。中国自古就被誉为"礼仪之邦"，礼仪文化的发展历史源远流长。知礼、懂礼、守礼、行礼早已内化成一种自觉意识，成为中华民族世代相传的美德和文化特质。礼仪不仅可以帮助树立个人和组织形象，赢得他人和社会的尊重，还是事业获得成功的重要条件；同时，礼仪也是一个民族精神文明和进步的重要标志。医疗服务行业作为一个特殊的服务行业，其护理服务质量的好坏直接影响整个医疗服务行业的服务质量，而护理礼仪修养对提高护理服务质量尤为重要，因此，护理人员应结合自身工作特点，注重道德修养，规范个人行为，从而提高护理工作的服务质量。

第一节　礼仪基本知识

情境导入

孟子，战国时期的政治家、思想家和教育家。有一次，孟子的妻子在房间里休息，因为是独自一人，便无所顾忌地将两腿伸开坐着。这时，孟子推门进来，见妻子这样坐着，十分恼火。因为古人称这种坐姿为箕踞，箕踞向人是十分不礼貌的。孟子一声不吭就走出去了，看到孟母，便说："我要把妻子休了。"孟母问他："为什么？"孟子说："她既不懂礼貌，又没有仪态。"孟母又问：

"因为什么认为她没礼貌呢?"孟子回道:"她双腿箕踞向人。""那你又是如何知道的呢?"孟母问。孟子便把刚才的一幕说给孟母听,孟母听后说:"没礼貌的人应该是你,而不是你妻子。难道你忘了《礼记》上说的吗?'将入门,问孰存。将上堂,声必扬。将入户,视必下。'卧室是休息的地方,你不出声、不低头就闯了进去,已经先失了礼,怎能责备别人没礼貌呢?没礼貌的人是你自己呀!"一席话说得孟子很是惭愧,再不提什么休妻了。

请思考:

上述案例给我们什么启示?

一、礼仪的起源与历史演变

(一) 礼仪的起源

礼仪起源于人类之初的原始社会,原始社会的生产力水平低下,人们对大自然缺乏科学的认知,当自然灾害来临时束手无策,充满了恐惧,也无法对其做出科学合理的解释,因此人们敬天畏神,通过祭天敬神的祭典仪式以求风调雨顺、赐福消灾,形成了人类早期的宗教与祭祀活动,原始的"礼仪"便由此产生。

(二) 礼仪的历史演变

礼仪作为人类社会的行为规范,是与人类社会同时产生、同步发展的。礼仪的历史与人类社会的历史一样久远,经历了从无到有,从零散到完整的渐进过程,从历史发展的脉络看,中国礼仪的演变大致可分为以下几个阶段。

1. 起源阶段 原始社会是礼仪的起源阶段,即夏朝产生之前。旧石器时代,北京周口店的山顶洞人就知道举行原始的宗教仪式来敬拜鬼神。新石器时代,人际交往礼仪已初步形成,如"男尊女卑""尊卑有序"等。尧舜时期,国家已具雏形,民间交往礼仪也得到了进一步发展,如"五礼""五典"。"五礼"即吉礼、凶礼、军礼、宾礼、嘉礼,"五典"即父子有亲、君臣有义、夫妇有别、长幼有序、朋友有信。

2. 形成阶段 夏、商、周时期,人类进入奴隶社会,原始的祭祀礼仪发展成为奴隶主维护其统治阶级地位的工具,礼仪内容涵盖政治、婚姻、家庭、宗教等各方面,形成并完善了国家相关的礼仪制度,如周代的礼仪著作"三礼"(《周礼》《仪礼》《礼记》),是中国最早的礼制百科全书。其中《周礼》侧重政治制度,《仪礼》侧重行为规范,《礼记》侧重对礼的各个分支做出符合统治者需要的理论说明。"三礼"是中国古代礼仪形成的标志,并对中国后世的礼仪产生了重大的影响。

3. 变革阶段 春秋战国时期,是奴隶制向封建制度的过渡时期,出现了以孔子、孟子、荀子为代表的一批礼学家,系统地发展和革新了礼仪理论,形成了一套完整的礼仪制度。孔孟思想构成了中国传统礼仪文化的基本精神,对古代中国礼仪的发展产生了深远的影响。

4. 强化阶段 封建礼仪在秦汉时期得到了进一步的发展,秦王统一六国,使封建礼仪逐步融合。西汉时期的董仲舒主张"罢黜百家，独尊儒术"，将孔子为代表的儒家思想作为封建社会的统治思想。他在儒家"仁、义、忠、信""君、臣、父、子"思想的基础上，提出了"三纲五常"说。"三纲"即"君为臣纲，父为子纲，夫为妻纲"，"五常"即仁、义、礼、智、信。"三纲五常"成为人们日常行为的礼仪准则。在盛唐时期，封建礼仪得到了进一步强化。元清两朝，少数民族入主中原，虽然给中国传统礼仪带来了冲击，但最终也被中国传统礼仪融合。

5.现代礼仪阶段　清朝末期，封建礼仪走向衰落。随着外国侵略者的入侵，西方的礼仪文化也一同渗透进来。辛亥革命后，"民主、自由、平等"的新礼仪取代了"尊卑有序"的封建礼仪，顺应了社会和时代的发展。新中国成立后，人民成为国家的主人。在社会主义社会，人人平等，相互尊重，并继承和发扬了以诚待人，先人后己，尊老爱幼，礼尚往来的中华民族传统美德。改革开放以来，跨国交往日益频繁，西方的礼仪文化不断传入我国，中西方礼仪文化不断融合，但也应该尊重差异，做到"和而不同"，从而更加适应现代国际交往的需要。

知识链接

国外礼仪的历史演变

（1）古典礼仪阶段：在古希腊、古罗马的诗歌典籍中，在荷马史诗中，在苏格拉底、柏拉图、亚里士多德等哲学家的著述中，都有关于礼仪的论述。如：古希腊的毕达哥拉斯提出"美德即是一种和谐与秩序"；亚里士多德提出"德行即公正"。

（2）宗教礼仪阶段：中世纪是礼仪发展的鼎盛时期，制定了严格烦琐的宫廷礼仪和贵族礼仪。同时教会礼仪盛行，教会一方面用很多仪式和规定束缚着人际交往，另一方面又对人们的为人处世提出了礼仪要求，例如崇敬众人、顺从遵守等。

（3）近现代礼仪阶段：文艺复兴时期之后，随着欧洲资产阶级革命浪潮的兴起，礼仪有了新的发展。特别是 20 世纪中期，礼仪已不再是上层社会对遵循礼仪的烦琐要求，而是形成了适应社会平等关系的礼仪规则，注重实用、简洁和文明。

二、礼仪的概念及构成要素

（一）礼仪的基本概念

1.礼仪　人们在日常生活和社会交往中逐渐形成并得到共同认可的行为规范与准则。礼仪是礼貌、礼节、仪式、仪表等具体形式的统称，是文明社会人们彼此交往的基本修养。

2.礼貌　在人际交往过程中，通过言谈、举止等对他人表示出谦虚、恭敬、友好的行为规范。礼貌是一个人道德品质与素质修养的体现，如敬老爱幼、礼尚往来等。

3. 礼节 在社会交往中表示尊重、友好、祝贺、慰问或哀悼等的惯用形式。实际上，礼节是礼貌在语言、行为、仪态等方面的具体表现，如致贺电、握手、献花等。

4. 仪式 在一定场合为表达敬意和隆重，举行具有专门程序的规范化的活动，如奠基仪式、开幕式或闭幕式等。

5. 仪表 人的外表，包括容貌、表情、服饰、姿态、个人卫生等。仪表表现人的精神状态和文明程度。

礼貌、礼节、仪表、仪式是礼仪的具体体现和表现形式，礼貌是礼节的基础，礼节、仪表、仪式是礼仪的基本组成部分。礼仪是表示礼貌的一个系统的、完整的过程，比礼貌、礼节的内涵更深些、更广些。在表述时可用礼仪指代礼貌、礼节，但礼貌、礼节却不能指代礼仪。

（二）构成要素

主体、客体、媒体和环境是构成礼仪的四项基本要素。

1. 礼仪的主体 礼仪活动的操作和实施者。礼仪的主体可以是组织，也可以是个人。在护理工作中，护士是礼仪活动的主体。

2. 礼仪的客体 礼仪活动的指向对象。礼仪的客体可以是人、物。可以是物质的、具体的、有形；也可以是精神的、抽象的、无形的。在护理工作中，礼仪的客体可以是患者；也可以是护理单元的用物；也可以是护士的仪态美。

3. 礼仪的媒体 礼仪活动所依托的媒介。礼仪的媒体可分为人体礼仪媒体、物体礼仪媒体、事体礼仪媒体等。在护理工作中，人体礼仪媒体可以是护士的语言、动作等；物体礼仪媒体可以是鲜花、水果等；事体礼仪媒体可以是招待会、庆典等。在实施具体礼仪操作时，为了达到最佳效果，不同的礼仪媒体往往是相互配合使用的。

4. 礼仪的环境 能够进行礼仪活动的特定的时间、空间条件。礼仪的环境分为自然环境和社会环境，礼仪能否顺利实施往往是由礼仪的环境决定的。如：护理礼仪的实施就需要医院这样的特定环境。

三、礼仪的特点和基本原则

（一）礼仪的特点

1. 继承性 礼仪规范将人们交往中约定俗成的行为定式固定并沿袭下来，形成了礼仪的继承性的特点。现代礼仪就是在我国传统礼仪的基础上逐渐发展并完善起来的，礼仪的发展是一个剔除糟粕，继承精华的过程。尊老爱幼、与人为善等传统精华礼仪得到了现代礼仪的肯定和发扬，特权思想、男尊女卑等糟粕礼仪则得到根除。

2. 差异性 不同国家、不同地区、不同民族的政治体制、经济发展水平和文化背景不同，导致礼仪存在着明显的地域差异性和民族差异性，如见面问候时，有拱手礼、鞠躬礼、合十礼、拥抱礼、亲吻礼、吻手礼等。此外，礼仪也有职业差异性，如商贸、医疗、外交等行业礼仪各具特色。护理礼仪在仪容、举止、服饰等方面都有特殊要求。

3. 通用性 人们在社会交往中离不开礼仪规范的制约。虽然不同国家、不同地区、不同民族的礼仪规范不尽相同,但随着对外开放,国际交往日益频繁,它早已跨越了国家和民族的界限,逐渐转化成国际通用礼仪,如名片礼、鲜花礼、握手礼等。

4. 时代性　礼仪会随着时代的发展,地点、环境、人物等方面的变化而变化,因此,礼仪具有明显的时代特征,打着时代的烙印。在古代,女性的社会地位和家庭地位低下,人们要求女性"三从四德",认为"女子无才便是德",而现代社会,女性在家庭、受教育程度、工作等方面不再受到歧视。随着时代的进步和社会的不断发展,礼仪必须推陈出新,与时代同步。

5. 可操作性　礼仪来源于社会实践,因此礼仪具有很强的可操作性。只有在学好礼仪理论知识的基础上,注重将理论应用于实践,并在实践中不断演练,才能不断提高礼仪素养,达到学礼贵在用的目的。

6. 针对性　礼仪只有在特定的交际场合中使用才能发挥很好的效果,如果离开了特定的范围、特定的场合,礼仪就不一定适用了。如"欢迎光临""欢迎下次再来"这些礼貌用语如果在酒店使用,会使服务对象感到温馨,可如果在医院说这样的话就可能适得其反。

（二）礼仪的基本原则

1. 遵守的原则　在人际交往过程中,每个人都必须自觉自愿地遵守礼仪规则,以礼仪规范自己的言行举止,不论其身份高低,财富多寡。否则,交际就难以成功,甚至会受到公众的谴责。

2. 自律的原则　"自律"出自《左传·哀公十六年》,意为遵循法纪,自我约束。礼仪规范是由对待自己的要求和对待他人的做法两个部分组成,学习、应用礼仪最重要的就是自我要求、自我约束和自我反省。如果不能律己,只求律人,遵守礼仪便无从谈起。

日本是一个高度重视礼仪的国家,当地震发生时,数百人到广场避震,在避震的过程中,所有男人帮助女人,跑回大楼为女人拿东西,无一人抽烟,几个小时后,人散,地上却没有一处垃圾。这就是一种自律精神。

3. 宽容的原则　宽容就是要求人们在交际活动中既要严于律己,又要宽以待人。礼仪的基本要求是尊重人,在人际交往中,尊重人实际就是尊重他人的个人选择,不强求他人与自己完全一致,要多理解、多体谅别人,不可求全责备,过分苛求,这样才能保持和谐的人际关系。

4. 敬人的原则　敬人即互相尊敬、互相谦让、友好相待、和睦共处。它是礼仪的核心内容之一,也是礼仪的最终目的。在人际交往中要时刻怀有敬人之心,处处不可失敬于人,既不能伤害他人的尊严,更不能侮辱他人的人格。孔子有云:礼者,敬人也。此语道出了礼仪的灵魂。

5. 平等的原则　在交往过程中,对人应一视同仁,以诚相待,不能因为与交往对象之间存在年龄、性别、职业、文化、种族、身份、地位、财富以及与自己的关系亲疏远近等方面的不同,就厚此薄彼,区别对待。

美国第16任总统亚伯拉罕·林肯有一次外出,在路边遇到一位衣衫褴褛的黑人老乞丐对其鞠躬行礼。林肯总统看见后,马上脱帽对其回礼。随员对总统的举止表示不解,"您是总统,有必要对乞丐还礼吗?"总统说:"他虽是一个乞丐,我也不愿意他认为我是一个没有礼貌的人。"

6. 真诚的原则   在运用礼仪时务必诚实无欺,言行一致,表里如一,不能言行不一,口是心非。交际活动作为人与人之间信息传递、情感交流的载体,如果缺乏真诚,就无法达到交际的效果。

7. 适度的原则   要求人们在应用礼仪时注意技巧,把握分寸,适度得体。既要真诚友好,又不能虚伪客套;既要彬彬有礼,又不能低三下四;既要优雅得体,又不能夸张造作。

8. 从俗的原则   俗语云:十里不同风,百里不同俗。由于国情、民俗、文化背景的差异,不同国家、不同民族、不同地区有着不同的风俗习惯和礼仪禁忌。在人际交往中应尊重对方,入乡随俗,切勿目中无人,自以为是,甚至批评或否定他人的风俗习惯。

四、礼仪的基本功能

在人际交往中,人们可以根据各种礼仪规范处理人与人之间的关系,礼仪是塑造形象的重要方式,是化解矛盾、增强感情的催化剂,是公共场所文明的标志,是职业的要求,也是事业成功的条件。礼仪具有多方面的功能,主要表现在以下几个方面。

1. 沟通的功能   在人际交往之初,一个亲切的微笑、一声热情的问候均可以增加对方的好感,拉近双方的距离,从而达到沟通和交流的目的。

2. 协调的功能   礼仪是人际关系的润滑剂,人们在人际交往的过程中,都需遵循和符合一定的礼仪规范。现代社会的人际关系日益复杂,对人们的社交能力的要求也越来越高,只有规范自己的仪表、仪态,才能更好地向交往对象表达自己的尊重和友好,从而达到联络感情、消除隔阂、协调关系和化解矛盾的目的。

3. 维护的功能   礼仪是一个国家文明程度的体现,礼仪约束着人们的态度和动机,规范着行为方式,协调着人际关系,维护着正常的社会秩序,起到了法律不能起到的作用。在社会生活中,每个人都应加强礼仪修养,做到讲究礼仪、互谅互让、和谐共处。

4. 教育的功能   礼仪蕴含着丰富的文化内涵,潜移默化地净化人们的心灵,通过评价、劝阻等教育方式纠正人们的错误行为习惯,又用示范、榜样的方式去影响、带动周围的人,使人们在耳濡目染中受到教育。

第二节　护理礼仪概述

蔡护士是某县医院门诊部的一名护士,一天,一位咳嗽很严重的患者来到医院就诊,在候诊室候诊时找了一把椅子,就在蔡护士旁边坐了下来,而蔡护士却将自己的座椅往旁边移了移,故意拉大了与患者的距离,患者家属一下子被激怒了,想想蔡护士头也不抬的样子,把椅子往旁边移的动作,患者和家属深深感到他们的人格受到了侮辱,顿时火冒三丈,情绪失控,与蔡护士吵了起来,之后对蔡护士进行了投诉。

请思考:

(1) 蔡护士为什么会被患者投诉?

(2) 蔡护士的行为会带来哪些不良影响?

一、基本概念与主要内容

(一) 基本概念

护理礼仪是护理人员为服务对象提供护理和健康服务时,为了塑造个人乃至群体的良好形象而得到共同认可并自觉遵守的行为规范和准则。护理礼仪属于职业礼仪,它是通过护理人员的语言、举止、仪表等体现出来的,是护理人员素质、修养和职业道德的综合反映。

(二) 主要内容

现代护理礼仪是在现代社交礼仪的基础上结合护理专业的特点逐渐形成并发展起来的。护理礼仪因为护理工作性质和服务对象的特殊性而与一般社交礼仪之间既存在联系又有所不同。

1. 护士仪容礼仪　主要探讨护理人员在日常生活和工作中的发型、化妆、表情等方面的具体要求和规范,以及如何通过后天培训达到护士职业礼仪的要求。

2. 护士服饰礼仪　主要探讨护理人员在不同时间、不同场合的着装和配饰的原则、作用,以及如何正确选择合适的服饰,既能体现护士的良好形象,又能增强护士的自信心。

3. 护士仪态礼仪　主要探讨护理人员的站姿、坐姿、行姿、蹲姿、持病历夹、端治疗盘等各种身体姿势的具体要求和应用,通过训练让护理人员养成规范的职业体态。

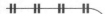
4. 护士言谈礼仪　主要探讨言谈的基本特征和言谈中基本礼仪的具体要求,以及如何通过言谈训练帮助护理人员恰当使用得体的语言并运用言谈技巧达到理想的沟通效果。

5. 护士日常交际礼仪　主要介绍护理人员在日常交际活动中应掌握的常用的礼仪规范,如会面礼仪、邀请和约会礼仪、通信礼仪、馈赠礼仪、交通礼仪、餐饮礼仪和涉外礼仪等。

6. 护理工作礼仪　主要探讨护理人员在不同的工作场合如何运用礼仪规范进行人际交往、实施护理服务等。包括:门诊、急诊的护士工作礼仪;病房的护士工作礼仪;护生的实习礼仪。

二、护理礼仪在临床工作中的意义

护理人员的服务对象是人,人是有生理、心理、精神、文化和社会等各方面需求的。由于护理人员与服务对象经常接触,因此,护理人员的言谈、举止、仪表、态度等行为会对服务对象的身体和心理产生一定的影响。在现代整体护理工作中,护理礼仪不仅体现了护理人员的综合素质,更是代表了医院的整体形象。

1. 护理礼仪能提高护理人员的自身素质,有助于塑造良好的个人形象　护士素有"白衣天使"之美称,这是人们对护士的赞美,更是人们对护士的高标准和高要求。护理礼仪不仅是一种职业行为,而且有丰富的文化内涵。它要求护士用礼仪的标准规范自己的言行、举止、态度等,体现出对服务对象的尊重、友好和关爱。它不仅可以提高护理人员的整体素质和文化修养,还可以让"白衣天使"的形象塑造得更加美好。

2. 护理礼仪能优化护患关系,减少医疗纠纷　护患关系是护理人员与服务对象及其家属在一定条件下建立起来的人际关系,良好的护患关系应该建立在尊重、平等、信任、合作的基础上。在从事护理服务的过程中,护理人员端庄的仪表、得体的语言、文雅的举止、规范的操作可以给人留下良好的印象,从而得到服务对象更多的配合和支持,对患者的康复起到很大的促进作用。护理人员采用灵活的语言交流方式,更有利于加强沟通,减少医疗纠纷的发生。

3. 护理礼仪能强化护理行为效果,提高护理质量　良好的护理礼仪不仅体现在护理操作中,而且融入了整个护理工作。护士通过学习护理礼仪,可以提高职业素养,让护理行为由被动变为主动,使自己对待工作更积极、更认真,从而有效地避免医疗事故及差错,提高护理质量。

4. 护理礼仪有助于医护关系的融洽,增强协作精神　在新的医学模式下,为了让患者在住院期间得到最佳的诊疗护理,在工作中需要医护人员互相信任、互相支持、真诚合作。良好的礼仪修养往往是好的人际关系的开始,同事之间的一个微笑、一声问候、一句关切的话语就可以拉近彼此之间的距离,形成愉悦的工作环境。护理人员整洁的仪容、饱满的精神、干练的操作可取得他人的信任,有利于彼此的合作。

5. 护理礼仪能宣传护理人员的职业形象,赢得社会的认可　护理礼仪是塑造和宣传护理人员职业形象的主要方式,在临床上,个别护士对患者及其家属缺乏耐心,态度生硬,言语不敬,严重损害了护士形象,违背了"以人为本,关爱生命"的职业原则。因此,重视护理礼仪,提高护理队伍的整体素质,在规范的服务中体现护理人员崇高的职业道德是树立良好护士职业形象的重要方式。

6. 护理礼仪能提升医院专业形象,增加医疗服务价值 护理人员与患者之间的接触是最频繁的,因此护理人员的形象成为影响医院公众形象的关键因素。护士个人在工作场所的仪容仪表、言谈举止,已不再是单纯的个人行为,而是代表了其所在的医院。因此,良好的护理礼仪有助于提高医院在社会公众心目中的地位和声誉,从而给医院带来良好的经济效益。

知识链接

大度宽容得人心

东汉光武帝刘秀在河北与自立为帝的王郎展开大战,王郎节节败退,逃入邯郸城里。经过二十多天的围攻,刘秀大军终于攻破邯郸,杀死了王郎,取得了胜利。在清点缴获的书信时,官员们发现了一大堆私通王郎的信件,其中有好几千封内容都是吹捧王郎,攻击刘秀的,写信者都是刘秀一方的人,有官吏,有平民。有人很气愤,说这些人吃里爬外,应该统统处死。曾经给王郎写过信的人,心里都提心吊胆。刘秀知道这件事后,立即召集文武百官,又叫人把那些信件取过来,连看也不看,就叫人当众把他们扔到火中烧了。刘秀对大家说:"有人过去写信私通王郎,做了错事。但事情已过,可以既往不咎。希望那些过去做错事的人从此安下心来,努力供职。"刘秀的这种处理方法,使那些私通王郎的人松了一口气。他们都从心眼里感激刘秀,甘愿为他效劳。

三、护理礼仪修养

礼仪修养不是先天具备的,而是依靠后天的精心教化和不懈努力逐渐形成的。护理礼仪修养需要护理人员经过长期的知识积累、潜移默化和不断地锻炼才能形成。

1. 掌握扎实的专业知识和技能,丰富科学文化知识 扎实的专业知识和技能是培养护理礼仪修养的基础,是护理工作顺利开展的保证。丰富的科学文化知识可以让护士知礼、守礼、行礼,同时也能做到考虑问题周全、思路清楚,做事妥当。

2. 加强道德品质培养 礼仪修养与道德修养密不可分,有德才有礼,修礼先修德。一个人道德修养水平的高低直接影响着礼仪修养水平。道德品质是一个人的内在素质,可通过外在的行为表现出来。护理人员应自觉从身边小事做起,从一张笑脸、一声问候开始,认认真真、持之以恒地进行培养和训练,从而使道德修养与护理礼仪修养融合促进。

3. 注重礼仪和个性修养 个性是一个人性格、能力和气质的综合体现,同样反映了一个人的内在素质。护理礼仪修养必须建立在健康、良好的个性基础上,护士职业的特殊性要求护理人员必须要有爱心、细心、耐心、同情心和责任心。个性修养也需要经过长期的努力,不断地在职业环境中熏陶,才能不断完善。

4. 锻炼意志品质,提高心理素质 护理礼仪的养成不是一朝一夕的事,没有坚定的意志品质很难坚持下去,而意志品质的锻炼又需要具备良好的心理素质和健康的心态。护理人员如果缺乏健康的心态,在面对患者时就不可能表现出自尊自信,彬彬有礼,更不可能实现"促进患者生理和心理达到最佳康复"这一护理目标。

学 习 检 测

参考答案

一、单项选择题

1. 礼仪的形成源于(　　)。

A. 某种制度　　　　　B. 统治阶级的意愿　　　　C. 某人的想法

D. 原始社会　　　　　E. 风俗习惯

2. 礼仪的首要原则是(　　)。

A. 敬人的原则　　　　B. 平等的原则　　　　C. 宽容的原则

D. 诚信的原则　　　　E. 自律的原则

3. 尊老爱幼、与人为善等传统礼仪得到了现代礼仪的肯定和发扬,特权思想、男尊女卑等糟粕礼仪则得到根除。讲的是礼仪具有(　　)。

A. 继承性　　B. 差异性　　C. 通用性　　D. 针对性　　E. 可操作性

4. 人们在人际交往中自觉遵守礼仪规范,这样容易沟通感情,交际往来也容易成功,这体现了礼仪的哪项功能?(　　)

A. 教育功能　　B. 协调功能　　C. 沟通功能　　D. 维护功能　　E. 促进功能

5. 护士小王对待位高权重的患者甲热情亲切,对待家庭贫困的患者乙冷若冰霜,她违反了礼仪的哪项原则?(　　)

A. 敬人的原则　　　　B. 平等的原则　　　　C. 宽容的原则

D. 诚信的原则　　　　E. 自律的原则

二、思考与实践

1. 礼仪的特点和基本原则有哪些?

2. 一位老师带领应届毕业生参观某大公司,经理亲自接待,并安排秘书为每位同学倒水,大部分学生都坦然接受服务,没有表示感谢,只有李敏说了句"谢谢,您辛苦了"。参观结束后经理赠送每人一份小礼物,学生大都随意接过,既没有起身,也没有致谢,只有李敏起身双手接过经理递过来的小礼物,并客气地说了声"谢谢您"。最后只有李敏收到了这家公司的录用通知。请问:

(1) 李敏被录用的原因是什么?

(2) 李敏的行为最符合礼仪基本原则中的什么原则?

Note

10

第二章 日常社交礼仪

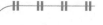

学习目标

1. 掌握培养日常社交礼仪素养的方法；熟悉日常社交礼仪应遵循的原则；了解日常社交礼仪的基本概念。

2. 能正确运用所学日常社交礼仪在护理工作中建立良好的人际关系。

3. 领悟日常社交礼仪，养成个人礼仪行为，提高自身素养。

情境导入

医院护理部举办学术研讨会，护士小王的任务是电话联系并负责迎送陈教授，会议结束后，护理部主任反馈了小王在接待陈教授的过程中打电话、自我介绍及其他公共礼仪上的不足之处，建议小王认真学习日常社交礼仪的注意事项。如果你是小王。

请思考：

（1）给陈教授打电话时应注意哪些问题？

（2）与陈教授见面后怎样与对方交换名片？

（3）迎送陈教授进出电梯时应该怎么做？

日常社交礼仪是人们在日常社会交往活动中应当遵守的礼仪规范。日常社交礼仪以尊重他人、建立和谐关系为目的，是人们在日常社会交往活动中逐步形成、沉淀和发展起来的一种文化，是人们内在修养和素质的外在表现。护士在护理工作中要与形形色色的人交往，掌握一定的日常社交礼仪知识并能恰到好处地加以应用，有助于护士在护理工作中建立良好的人际关系，可使护理人员得到欢迎和尊重，以及更多的理解和支持。

第一节 概　　述

一、社交礼仪的概念

社交礼仪是指在人际交往、社会交往和国际交往中，用于表示尊重和友好的首选行为准则和规范。孔子曰：不学礼，无以立。从个体的角度说，社交礼仪是一个人思想觉悟、精神面貌、文化教养和生活习惯的综合反映；对社会来说，社交礼仪是社会风貌、道德修养、文明程度和公民素质的重要标志。

二、日常社交礼仪应遵循的原则

（一）互尊原则

尊重他人是一种高尚的美德，在与人交往时，尊重是首要原则。在日常社交活动中要保持对对方人格的尊重，以礼待人，有来有往，既不盛气凌人，也不卑躬屈膝。对任何人都以礼相待，一视同仁，不因社交对象的性别、年龄、种族、文化、职业、身份差别而区别对待。社交活动中双方应互相谦让、互相尊敬、友好相待、和睦相处；要给他人充分表现的机会，对他人表现出你的热情；给对方留有余地，即便是对谈判桌上的对手，也应彬彬有礼，显示自己尊重他人的态度。只有相互尊重才能相处融洽，创造和谐愉快的人际关系，事半功倍。

（二）诚信原则

诚信是人类外在行为和内在道德的统一；诚信是做人之根本，立业之基。在日常社交中尤其要讲究言必信，行必果；社交活动时言行一致、实事求是、表里如一、真诚相待。诚信精神是指引人们正确处理各种关系的重要道德准则。个人以诚信立身，就会做到公正无私、不偏不倚，能守时、守约、守信，能妥善处理好人与人、人与社会的关系。

（三）慎独原则

慎独是指一个人在独处的时候，即使没有人监督，也能严格要求自己，自觉遵守道德准则，严守本分不自欺。古训"非礼勿视，非礼勿听，非礼勿言，非礼勿行"就是社交礼仪慎独自律的具体要求。现实生活中，常有人在自己熟悉的集体中谦恭有礼，一旦置身于陌生的环境就不再遵守公德，失去自我约束力。恪守慎独在日常社交活动中是十分必要的，要做到自我约束、自我控制、自我反省。临床护理工作中，有很多治疗操作都是护士独自面对患者，慎独精神就显得尤为重要。

（四）适度原则

在日常社交活动中注意把握分寸，掌握技巧，合乎规范，适度得体。由于国情、地域、民族、文化背景不同,社交生活中存在"十里不同风,百里不同俗"的情况,这要求我们尊重交往对象习俗,做到入乡随俗,根据具体情况而使用相应的礼仪。在与人交往时既要彬彬有礼,又不能低三下四;既要热情大方,又不能轻浮谄谀;既要信人,又不能轻信;既要谦虚,又不能拘谨;要自尊不要自负,要坦诚不能粗鲁,要持重不能圆滑。

（五）宽容原则

宽容是一种崇高的境界,它包含着理解和原谅,更显示着气度和胸襟。在日常社交活动中每个人的思想品格、认识问题的水平不同,需要我们求同存异,在道德范围内能容许他人有不同的行为方式与见解自由,对不同于自己和传统观点的言行举止能客观对待,并能站在对方的立场去考虑问题、理解对方,从而更积极解决问题。"海纳百川"才是君子作风、智者行为。与别人为善,就是与自己为善。宽宏大量、体谅别人,才能化解生活中的各种矛盾,才能凡事围绕大局,不拘泥于个人利益,这是创造和谐人际关系必不可缺的原则。

知识链接

慎 独 精 神

《后汉书·杨震列传》有一则"暮夜无知"的故事:杨震赴任东莱太守时途经昌邑,被他推荐为昌邑县令的王密夜晚拜见,想送他十斤黄金,杨震拒绝了。王密说:"暮夜无知。"杨震义正词严:"天知,地知,我知,你知,怎么说没有人知道呢!"王密羞愧而返。暮夜无人时,面对十斤黄金,杨震慎独自律,不为金钱所动,从而留下千古美谈。

第二节 基本社交礼仪

基本社交礼仪是生活中人人必备的基本素质,同时也是其他各项礼仪的基础。通常,基本社交礼仪包括会面礼仪、通信礼仪、拜访与接待礼仪、馈赠礼仪、餐饮礼仪、交通礼仪。

一、会面礼仪

在交际场合中,相识者之间和不相识者之间往往都需要在恰当的时候向交往对象行礼,以示尊重和敬意,这就是所谓的会面礼仪,是人们在长期的实践活动过程中约定俗成的礼仪。会面是人际交往的开始,也是非常重要的一步。恰当的会面礼仪会给交往对象留下良好的第一印象,从而为以后的交往奠定基础。常见的会面礼仪包括称谓、介绍、使用名片和行礼等环节。

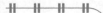

（一）称谓礼仪

称谓是人们在日常交往的应酬中所采用的彼此之间的称呼。人际交往中恰当地使用称谓,既是对对方的尊重,又显示出自身良好的礼仪风范,更能缩短彼此间的距离。

1. 称谓的一般原则

（1）符合常规:称谓要符合民族、文化、传统习惯。例如,中国人对老人很尊重,对父母是不能直接称呼其名的;而在欧美国家,崇尚人的平等与个性,所以孩子叫爸妈的名字就很正常。

（2）讲究场合:在不同的场合应使用不同的称谓。例如,在正式的场合就不适宜用昵称。

（3）入乡随俗:习俗不一样,称谓往往也不一样,同时还要考虑尊重个人习惯。

2. 常用的称谓

（1）年龄称谓:①对德高望重的年长者、资深者称谓务必要恭敬,可称呼"公"或"老",如狄公、周老。②辈分或年龄高于自己的亲属,可称呼家父、家母或尊父、尊母。③对平辈的朋友、熟人可以姓名相称或使用昵称。④辈分或年龄低于自己的亲属,可称呼舍弟、舍妹、贤侄。⑤对自己的子女,可称呼"小女"。⑥对年轻人可称呼小张、小李,或以姓名相称。

（2）姓名称谓:①全姓名称谓,即直呼其姓和名,全姓名称谓有一种庄严感、严肃感,一般用于学校、部队或其他郑重场合。②名字称谓,即省去姓氏,只呼其名字,这样称呼显得既礼貌又亲切,运用场合比较广泛。③姓氏加修饰称谓,即在姓之前加一修饰字,如老李、小刘、大陈等;对邻居、患者可称呼大妈、大爷,也可在前加姓氏。这种称呼亲切、真挚,一般用于接触时间较长、相互比较熟悉的人之间。

（3）职务性称谓:①用职务称呼,如王书记、李局长、张科长、刘经理、赵院长等。②用专业技术职务称呼,如李教授、张工程师、刘医师等;对工程师、总工程师还可称张工、刘总等。③行业称呼,如李老师、王警官、赵大夫、刘会计等,还有部分行业可以用"师傅"相称。

知识链接

朋 友 称 谓

情谊契合、亲如兄弟的朋友叫"金兰之交";同生死、共患难的朋友叫"刎颈之交";在遇到磨难时结成的朋友叫"患难之交";贫困而地位低下时结交的朋友叫"贫贱之交";情投意合、友谊深厚的朋友叫"莫逆之交";从小一块儿长大的异性好朋友叫"竹马之交";以平民身份相交往的朋友叫"布衣之交";辈分不同、年龄相差较大的朋友叫"忘年交";不拘于身份、形迹的朋友叫"忘形交";不因贵贱的变化而改变深厚友情的朋友叫"车笠交";在道义上彼此支持的朋友叫"君子交";心意相投、相知很深的朋友叫"神交"("神交"也指彼此慕名而未见过面的朋友)。

（4）性别称谓：①一般按性别的不同分别称呼为小姐、女士、先生。②未婚者称"小姐"，不明确婚否者可称"女士"，已婚女子还可称呼"太太、夫人"。③当不清楚对方身份时，可采用以性别相称，如某先生、某女士。

（二）介绍礼仪

介绍，是人际交往中与他人进行沟通、增进彼此了解、建立联系的最基本、最常规的方式，是人与人之间认识、沟通、交流的出发点。不管是介绍别人还是自我介绍，正确的介绍可以使素不相识的人们相互了解、相互认识，既能赢得交往对象的好感、结识新的朋友、建立新的友谊，又能显示介绍者良好的交际风度和交往品质。从礼仪的角度讲，介绍一般分为自我介绍、介绍他人、集体介绍。

1. 自我介绍　将自己介绍给他人，以使对方认识和了解自己。自我介绍是进入社会交往的一把钥匙，是展现自身形象与价值的一种方法。学会正确的自我介绍，可为进一步的交往奠定良好的基础。在实践中应根据具体环境和条件确定使用不同的介绍形式。常用自我介绍形式如下。

（1）应酬式：适用于一般性的社交场合，介绍内容主要是姓名。如"您好！我叫××ד。

（2）沟通式：适用于非正式场合或私人交往中，希望与对方做进一步交流。介绍内容包括姓名、籍贯、单位、兴趣等。如："您好！我叫×××，陕西人，现在×××水利局工作，工作之余喜欢徒步"。

（3）工作式：以介绍工作为中心，介绍内容包括姓名、单位、部门、职务以及工作的具体性质。如："您好！我叫×××，我是××医院外科病区的伤口专科护士"。

（4）礼仪式：适用于正式而隆重的场合，属于一种出于礼貌的自我介绍。介绍内容包括姓名、单位、部门、职务，还应附加一些友好、谦恭的语句。如："大家好，非常荣幸与诸位在此相聚！我叫×××，来自××公司，是××业务主管，在之后的培训学习中，敬请各位不吝赐教，谢谢！"。

（5）问答式：适用于应试、应聘和公务交往场合，针对对方提出的问题做出自己的回答。如提问："请介绍一下您的基本情况。"回答："您好，我叫×××，今年 23 岁，汉族，山东人，毕业于××师范学院……"

2. 介绍他人

（1）介绍他人的礼仪顺序：介绍的礼仪顺序有一个基本原则，即受到尊重的一方有优先知情权。介绍他人有以下六种双方相识的顺序：①先介绍男士，后介绍女士。②先介绍主人，后介绍客人。③先介绍家人，后介绍同事。④先介绍年轻者，后介绍年长者。⑤先介绍职务低者，后介绍职务高者。⑥先介绍晚到者，后介绍早到者。

如果在朋友众多的场合介绍大家相互认识，一般是按次序（或由左至右，或由右至左）依次介绍。这样可以避免厚此薄彼，使大家处于平等的地位。若有地位较高或年龄较长的人士在场，则应该先把大家一一介绍给地位高者或年长者，以示对他们的尊重。

（2）介绍他人的常用方式：①标准式：适用于正式场合，介绍内容以双方的姓名、单位、部门、职务为主。例如"我来给两位介绍一下，这位是××师范学院刚毕业的×××，这位是××小学的张××老师"。②简介式：适用于一般社交场合，通常只介绍双方姓名等。例如"我来给两位介绍一下，这位是小刘，这位是小赵，你们认识一下吧"。③强调式：适用于各种社交场合，重点强调介绍者与被介绍者之间的特殊关系，以引起对方重视。例如"我来给两位介绍一下，这位是我的学生赵××，这位是××公司张经理，小赵正在你们公司实习，请张经理对她严格要求，多多照顾"。④推荐式：适用于比较正式的场合，介绍者有备而来，有意将甲推荐给乙，内容上通常会对甲的优点加以重点介绍。例如"王局长，您好，这位是××女士，××女士是环保专家，在我省乃至全国都享有较高的声誉"。

3．集体介绍　集体介绍是介绍他人的一种特殊形式，一般分为个人和集体、集体和集体两种情况。介绍原则是地位高者有被尊重的权利。

（1）个人和集体：这种情况可采用单项式，只介绍地位低者。对于个人和集体来说，个人是少数，属于地位低者，应先介绍。

（2）集体和集体：当双方都是以单位形式出现时，东道主单位是地位低者，客人为地位高者，应将地位低的单位介绍给地位高的；或将规模小的单位介绍给规模大的。

（三）名片使用的礼仪

名片是一种经过设计，能表示自己身份、便于交往和执行任务的卡片，是个人身份的介绍信，是当代社会人际交往中一种实用的介绍性媒介。在交往中，正确得体地使用名片是社交礼仪的基本要求。

1．名片的作用

（1）自我介绍：这是名片最基本的功能，名片上通常会印有自己的名字、职务和部门。

（2）保持联络：名片上印有的个人办公地点、通信地址、邮政编码、移动电话、办公电话号码及住宅电话号码等，为对方提供了联系的方式。

（3）替代性作用：当去拜访某人而不遇时，可以留一张名片，代替留言，表明自己曾登门拜访而不遇。

2．名片的使用和交换礼仪　在社交中，名片的使用和交换往往能体现出一个人的礼仪修养和素质。正确使用和交换名片，能够很好地促进双方的进一步交往。在人际交往时，相互交换、递送、接受和索要名片都有一定的礼仪规则。

（1）名片的交换顺序：一般情况下，交换名片正规的顺序是地位低的人首先把名片递给地位高的人，因为地位高的人有优先知情权；男士应该首先把名片递给女士；在不了解对方身份地位时，应先把自己的名片递上。

（2）递送名片的礼仪：递送名片时，应起身站立，面带微笑，上身前倾约15°，双手或右手持名片，将名片的正面向上，表现出礼貌和谦恭。与他人交换名片时，应讲究先后次序，或由近到远，或由身份高者到身份低者；在圆桌上要按顺时针方向开始。递名片时，还可说"请多多关照，以后保持联系"等。

（3）接受名片的礼仪：当他人表示要递名片给自己或交换名片时，应立即停止手中所做的一切事情，起身站立，面带微笑，目视对方，双手或右手接过名片并口头道谢，或重复对方说过的谦辞、敬语，不可一言不发；接过名片后要有一个阅读名片的过程，若有疑问,应及时请教对方,此举意在表示对对方的尊重。

(4)索要名片的礼仪:当需要向对方索要名片时,可采用下列方法。主动递上自己的名片并说"我们可以交换一下名片吗?";向身份高者索要名片时可以说"今后如何向您请教?";向平辈或晚辈索要名片时可以说"以后怎样与你联系?"。如果没有必要,不要强行索要他人名片;当他人索要本人名片,而自己又不想给对方时,应以委婉的方式拒绝,可以说"对不起,我忘了带名片"或者说"抱歉,我的名片刚用完"。

3．使用名片的禁忌

(1)交换名片时避免用左手递交,或将名片举得高于胸部,或用手指提夹着名片给他人。

(2)接过他人名片后不看,或弃之桌上,或马上装进口袋,或拿在手里折叠,都是失礼的行为。

(3)名片不宜残缺、褶皱或污染,不宜涂改,名片上一般不提供私宅电话。

(4)若需回赠名片时,应放好对方的名片后递送,不要一收一递同时进行。

(四)行礼

行礼是指在社交活动中,交往双方为表达彼此间的尊重、友好和关心,往往需要在适当的时刻向对方表示的一种礼节。最常用的有握手礼、鞠躬礼和致意礼。

1．握手礼　握手礼是世界最通用且最具表现力的礼节。握手礼不复杂却十分微妙,做得不好会产生负面效应。

(1)握手的时机:握手有一个时间场合和对象的选择问题,即握手的时机。通常在公务应酬场合、迎接客人到来时和送别客人时,被介绍相识时,对别人表示祝贺时,给予对方安慰和问候时,故友重逢时,别人帮助自己时,都可以握手。

(2)握手礼的先后次序:主要根据握手人双方所处的社会地位、身份、性别和各种条件来确定。①两人之间握手的次序是上级在先,长辈在先,女性在先,主人在先;而下级、晚辈、男性、客人应先问候,见对方伸出手后,再伸手与他相握。在上级、长辈面前不可贸然先伸手。若两人之间身份、年龄、职务都相仿,则先伸手为礼貌。②男女初次见面,女方可以不与男方握手,互致点头礼即可。若接待来宾,不论男女,女主人都要主动伸手表示欢迎;男主人也可对女宾先伸手表示欢迎。③如一人与多人握手时,应是先上级、后下级,先长辈、后晚辈,先主人、后客人,先女性、后男性。④若一方忽略了握手的先后次序,先伸出了手,对方应立即回握,以免发生尴尬。

(3)握手的正确姿势:握手是有一定的姿势要求的,不同的握手姿势传递着不同的语意,错误的姿势非但不能传递友好的信息,反而会影响相互间的友谊。在社交场合握手的正确姿势应是:面向对方而立,两人相距约一步,上身稍前倾,伸出右手,拇指与其他四指分开,掌心微凹,两人的手掌与地面垂直相握,上下轻摇,一般二三秒为宜,握手时注视对方,微笑致意或言语致意。

(4)握手的注意事项:行握手礼时要注意力集中,握手禁忌左顾右盼或跟其他人打招呼。握手时不要抢握,不要交叉相握,应待别人握完后再伸手相握。见面与告辞时,不要跨门槛握手。握手一般总是站着相握,除年老体弱或残疾人以外,单手相握时左手不能插口袋。男性勿戴帽、手套与他人相握,穿制服者可不脱帽,但应先行举手礼,再行握手礼;女性可戴装饰性帽子和装饰性手套行握手礼。握手用力要均匀,对女性一般象征性握一下即可,握姿要沉稳和真诚。对方没有握手的习惯或风俗、对方不方便握手、自己手部有创伤或污染时不宜握手。

2. 鞠躬礼 鞠躬礼是日常交际中常用礼节,它既适用于庄严或欢乐喜庆的仪式,也适用于一般社交场合。我国的鞠躬礼常用于演讲、领奖前后,婚礼、悼念活动及演出谢幕等场合。

行礼人脱帽,规范站立,目光平视,双手自然下垂或分别置于双腿的正面或右手四指自然地握住左手四指,置于身体的下腹部,行礼时身体上部向前倾。具体的前倾幅度依行礼人对受礼人的尊敬程度而定,越是受尊敬,行礼人身体前倾幅度越大,鞠躬后即恢复站立原态。当行礼人手里有文件夹或者其他材料时,可双手(左上右下)斜抱文件夹、男士采用立正(女士以"丁"字步)姿势行鞠躬礼;学生答辩、应聘时可采用此姿势。行礼人行鞠躬礼后,受礼人应随即同样还礼,但长辈对晚辈、上级对下级还礼用欠身、点头即可。

3. 致意礼 致意礼是日常交往中常见的一种见面礼,即我们通常所说的打招呼。人们通过打招呼传递彼此之间的问候、尊敬、友好之意。

(1)致意的基本规则:男士先向女士致意、年轻者先向年长者致意、下级先向上级致意,这是对女士、年长者及上级的尊敬。受西方文化的影响,在社交场合,女士会受到特别的优待,因此,不论年龄大小,通常女士是不轻易先向男士致意的,只有遇到上级、长辈、教师及特别钦佩的人,女士才会率先向男士致意。

(2)致意的方式:①微笑致意:微笑致意即注视对方,轻轻一笑,传达出真诚的问候。微笑致意几乎是适用范围最广的一种致意方式,在任何场合,只要给他人一个甜美的微笑,就可以轻松表达问候。②点头致意:点头致意即稍稍向下低一下头就表示向对方打招呼。注意点头致意时不要摇头晃脑,也不能持续点头不止。③欠身致意:欠身致意即全身或身体的上半部微微地向前鞠一躬。欠身致意时不可以弓着背、扭着腰,否则欠身原有的恭敬之意将荡然无存。④举手致意:举手致意即伸出右臂,掌心向对方,轻轻地摆一摆手,向对方表示问候。举手致意一般不发出声音,也不需要反复地摇个不停,或大幅度挥舞手臂。⑤脱帽致意:脱帽致意即微微欠身,脱下帽子,然后将帽子置于大约与肩平行的位置,向对方致以问候。如果是熟人迎面而过,可不必脱帽,只轻轻地掀动一下帽子致以问候之意即可。

二、通信礼仪

通信是指人们借用一定的工具,来进行信息的传递和情感的沟通。现代通信工具日趋简捷、多样化,大大方便了人们之间的交往。通信礼仪就是人们使用各种通信工具时所应遵守的礼仪规范。

(一)电话礼仪

1. 拨打电话礼仪

(1)拨打电话时间要恰当:一般来说,打电话不应在晚上10:00后和早上6:00之前;如果没有重要的事,最好不要在别人用餐时间、午休时间打电话;关于公事尽量不要占用他人的休息时间,尤其是节假日;在国际交往中,要考虑时差问题。

(2)传递信息要简洁:打电话前充分做好话前准备,打电话的基本原则是长话短说、废话少说、没话别说,通话时间尽量遵守"三分钟原则"。

(3)通话内容要规范:电话接通之后首先应问候对方"您好",然后介绍自己姓名、所属单位,说明打电话为何事,挂电话之前要有道别语。

(4)通话过程要文明:通话时态度表现要得体,语气应友善平和,语速要适当放慢,声音不宜过大。如果通话过程中电话掉线了,拨打者要主动拨过去并予以说明。

2.接听电话礼仪

(1)接电话要及时:遵循"铃响不过三"原则,即接听电话以铃响三声左右拿起电话最适宜。因特殊情况,铃响过久才接电话时,须在通话前向发话者表示歉意。正常情况下,不应不接事先约定的电话。要尽可能亲自接听电话,不要随便让别人代劳。

(2)确认并记录:对于一些重要的电话,通常需要做必要的记录。记录时要明确是谁、什么单位、需不需要回复、回复电话是什么、需要什么时间回复、接听电话时间及通话内容的要点等。对于关键信息应在接听电话之后再向对方重复一遍以确保正确。

(3)应答要得体:要注意礼貌用语,通常个人接听时要自报姓名,如果是工作电话,在接听时要报单位名称或部门名称,而录音电话通常是报本机电话号码。

(4)挂电话要礼貌:当通话结束时,电话礼仪里通常是地位高的人先挂机,即同上级、长辈通电话,上级、长辈先挂;客人来电话时,客人先挂机;两人地位完全相似时,主叫先挂机。

3.使用移动电话的礼仪

(1)遵守公德:①使用手机不要干扰周围的人,不要在公共场所旁若无人大声接打电话。上课、开会或在剧场、图书馆里手机要调成振动或静音状态,必要时须关机。当与重要交谈对象(如长辈)谈话时,不妨当面关机以表示对对方的尊重。②在工作岗位,不要让自己手机的使用妨碍工作、妨碍他人。在病房,护士工作时间应自觉将手机调整到振动或静音状态。③在正式场合,不宜当众使用手机,若确实需要使用手机,应暂时告退,另找一个僻静地方通话。

(2)注意安全:①不要在医院的急重症病房、手术室和加油站等地方使用手机,以免手机发出的信号影响仪器的正常工作,或引发火灾、爆炸等。②乘坐飞机时,如航空公司有关机要求,则必须自觉关闭手机,以免干扰电子信号,影响飞行安全。③驾驶车辆时,不能边开车边接打手机、发短信或查看号码等,以防止发生交通事故。

(3)在公共场所,尤其是相对比较安静的办公场合,手机铃声不应影响到其他人。

(4)当不使用手机时,请锁屏,以防意外拨打诸如110、119、120等特殊号码。

(二)电子邮件礼仪

电子邮件又称电子信函,即通常所说的 E-mail,在国际通信交流和大量信息交流中具有明显的优势,即快捷方便,安全保密,费用低廉,不受篇幅限制。在使用电子邮件时,应遵循以下礼仪规范。

1. 主题要求

(1) 主题是收件人了解邮件的第一信息,不能空白。

(2) 主题要简短且能真实反映文章的内容和重要性。

(3) 可适当使用大写字母或特殊字符来突出标题,引起收件人注意,不要随便就用"紧急"之类的字眼。

(4) 私人邮箱主题栏为内容+时间的形式;公务邮箱主题栏为收件人姓名+内容+时间的形式。

2. 正文完整

(1) 开头称呼恰当:如果对方有职务,应按职务尊称对方;如果不清楚对方职务,应按通常的先生、女士等称呼,切忌称呼对方全名。

(2) 主题明确:一封邮件尽可能只有一个主题,不在一封信内谈及多件事情。

(3) 信息完整:一封邮件要尽量交代完整信息,不要间隔几分钟又发"补充、更正"之类的邮件。

(4) 巧妙提示重要信息:运用加粗、斜体或彩色字体等方式对一些重要信息进行提示,但不能滥用。合理运用表格或图片等形式进行辅助阐述,往往会收到良好效果。正式邮件不要轻易使用笑脸字符。

(5) 仔细检查:在发邮件前,一定要仔细阅读、检查行文是否通畅,避免错别字或拼写错误。

(6) 结尾礼貌:邮件结尾要有祝福语并签名。

3. 附件说明　若邮件带有附件,应在正文里面提示收件人查看;附件数目不宜过多,超过一定数目,应打包压缩成一个文件;如果附件是特殊格式文件,因在正文中说明打开方式,以免影响使用。

4. 重视反馈　定期查阅邮件,收到电子邮件时,应尽快给予回应,理想的回复是 2 h内,一般不要超过 24 h,回复字数不宜过少;还应定期重新审查所发送过的电子邮件,及时清理回复的内容。

(三) 微博礼仪

微博即微型博客的简称,是一个基于用户关系的信息分享、传播以及获取的平台。用户可以通过 WEB、WAP 等各种客户端组建个人社区,以 140 字(包括标点符号)的文字更新信息,并实现即时分享。微博的关注机制分为可单向、可双向两种。微博作为一种分享和交流平台,更注重时效性和随意性。微博可分为两大市场,一类是定位于个人用户的微博,另一类是定位于企业客户的微博。使用微博主要应注意以下两点。

1. 品行修养　微博具有开放性,微博上的一言一行能体现出每个 ID 用户的不同学识、气质内涵和品行修养。因此,发微博不能断章取义,转发时必须确保自己了解这件事情;评论时要了解原文,客观地发表自己的意见。

2. 礼貌言辞　发微博时要标明自己的身份,尊重他人,遵守"面对面"原则;不说脏话粗话,不分享敏感的、有争议的政治和宗教信息,不使用免责声明,遵守国家法律,遵守社会公德;不发布、传播谣言等垃圾信息。

（四）传真礼仪

传真是将文字、图表、相片等记录在纸面上的静止图像,通过扫描和光电变换,变成电信号,将各类信息传送到目的地,在接收端通过一系列逆变换过程,获得与发送原稿相似记录副本的通信方式。在发送传真的过程中应遵循以下礼仪规范。

（1）正式的传真必须有首页,注明双方单位名称、人员姓名、日期、总页数等;非正式的传真也必须以 2-1、2-2 方式注明,使接收者一目了然,避免遗漏。

（2）传真中应有必要的称呼、问候语、签字、敬语和致谢语等,尤其是信尾的签字不能忽略,因为签字代表这封信是经发信者同意才发出的,否则任何人都可以轻易冒名发信件了。

（3）应使用白色或浅色信纸。用深色或信纸上有黑色或深色条纹的信纸发送传真时,不但会浪费扫描的时间,而且要付出更多的费用。

（4）发送传真前,应向对方通报一下,以免发错。收到传真后,要尽快通知对方,使对方放心。

三、拜访与接待礼仪

（一）拜访礼仪

拜访是指亲自或派人到朋友家或与业务有关系的单位去拜见访问某人的活动。人与人之间、社会组织之间、个人与单位之间都少不了这种拜访。拜访有事物性拜访、礼节性拜访和私人拜访三种,但不管哪种拜访,都应遵循一定的礼仪规范。

1. 预先约定　预先约定是进行拜访活动的首要原则。一般而言,当决定要去拜访某位友人时,应写信或打电话取得联系,约定宾主双方都认为合适的会面地点和时间,并把访问的意图告诉对方。因事情紧急而事先并无约定,但又必须前往时,则应尽量避免在深夜打搅对方。如果万不得已必须在休息时间约见对方时,见到主人应立即致歉,并说明打搅的原因。

2. 如约而至　宾主双方约定了会面的具体时间,作为访问者应履约守时,如约而至。因故迟到,应向主人道歉;因故失约,应在事先诚恳而婉转地说明。

3. 彬彬有礼　无论是到办公室或寓所拜访,一般都要坚持"客随主便"的原则。到主人寓所拜访,作为客人,在进入主人寓所之前,应轻轻叩门或按门铃,待有回音或有人开门时方可进入。当主人请坐时,应道谢,并按主人指点的座位入座。主人上茶时,要起身双手迎接并热情道谢。对后来的客人应起身相迎,必要时,应先主动告辞。拜访做客时要保持仪表端庄、衣着整洁,入室之前要在踏垫上擦净鞋底,不要把脏物带进主人家里。在主人家中要讲究卫生,垃圾入筐,身患疾病尤其是传染病者不应走亲访友。

4. 举止文雅　未经主人同意,不要擅入主人卧室和书屋,更不要在桌子上乱翻、床上乱躺,坐姿也要注意文雅。同主人谈话,态度要诚恳自然、谈吐得体。交谈时,如有长辈在座,应用心听长辈谈话,不要随便插话或打断别人的说话。

5. 适时告辞　应注意按照约定好的时间告退,辞行要果断,不要口动身不移。辞行时要向其他客人道别,并感谢主人的热情款待。出门后应请主人就此留步。有意邀主人回访,可在同主人握别时提出邀请。如果路途较远或者晚上告辞,到家后应打个电话,告诉对方已平安到达。

（二）接待礼仪

热情接待客人,使客人有"宾至如归"的感觉。待客的原则是"主随客便",即主人要尊重客人的选择。

1. 认真准备 有客人来访,只要是事先约定的,就应该做好迎客的各种准备。这种准备包括个人仪表、仪容的适当修饰,居室的整洁温馨,招待客人的茶具和餐具干净卫生,以及准备茶饮、水果、点心等。如果是客人不期而至,那么也应该把手里的事停下来,起身接待以示礼貌,尽快地整理房间和客厅并对客人表示歉意。

2. 周到待客 迎客的具体地点和场合可以因人而异,对于重要的客人、远道而来的客人、初次来访又不熟悉周围环境的客人,要到机场、车站或社区门口迎候;如果是家中的常客,不用外出迎候,等客人按响门铃后开门相迎即可。客人来后,寒暄是必要的,包括握手、给家人介绍、互相问候、热情让座等,并依照客人的喜好,由家庭主要成员端上饮品。主客之间的交谈,应按照既定的主题谈话。如果没有既定的谈话内容,一般应以客人为主。客人感兴趣的、熟悉的可以多谈,客人没有兴趣的就少谈甚至不谈。

3. 礼貌送客 客人告辞时,家庭在场人员都应该起立微笑、亲切道别,让客人感到这个家里每个成员都是好客的。如果客人带了礼品上门,应该表示谢意,并在客人告辞时回馈事先准备好的礼品。送客的远近也应与客人的身份和主人与客人关系的亲疏相关,有的送到家门口或电梯口即可,有的则要送到车站、码头、机场,然后握手道别,目送客人远去。

总之,无论是接待还是送别客人,都要使客人感到主人的热情、诚恳,并且有礼貌、有修养,使客人感到温暖、融洽,给客人留下良好的印象。

四、馈赠礼仪

在现代交际活动中,馈赠是一件非常重要的事情,它可以起到加深友谊、联络感情、沟通信息的作用。但如果馈赠的礼品不妥、时机不对或方式不当,都会事与愿违,达不到馈赠的效果。馈赠是一门艺术,有其约定俗成的规矩,送给谁、送什么、何时送都是有技巧的。

（一）礼品的选择

要使所馈赠的礼品既能很好地表达赠送者的一片真情实意又不会造成受礼者的心理负担或给其带来不愉快,就要精心考虑礼品的选择。各地习俗不一,个人喜好不同,送礼缘由各异,因而礼品的选择也不尽相同。总体来说,礼品的选择应遵循以下几个原则。

1. 对象性 对象性即礼品的针对性。挑选礼品时应当因人因事而异。因人而异,指的是赠送的礼品必须符合受礼者的身份、性格、品位、爱好与习惯。因事而异,是指在不同的情况下赠送的礼品应有所不同。

2. 纪念性　礼品不一定非常贵重，但强调"礼轻情意重"，不以价格取胜，注重纪念意义。礼品是感情的载体，是送礼人特有的一份心意。如能馈赠有钱也难买到的手工或特制纪念品则更佳，独特的、具有个性的礼品往往更乐于被人接受。

3. 便携性　对于外地的客人、老年的客人及体弱的客人，要注意礼品的便于携带性，易碎的、沉重的、不容易携带的最好不选择。

4. 差异性　赠送礼品时，要考虑对方的民族习惯和宗教禁忌等。

（二）礼品的赠送

1. 赠送礼品的时机　在会见、会谈时如果准备向主人赠送礼品，一般应当选择在起身告辞时；向交往对象道喜、祝贺时如拟向对方赠送礼品，通常应当在双方见面之初相赠；出席宴会时向主人赠送礼品，可在起身辞行时进行，也可选择餐后吃水果之时；为专门的接待人员、工作人员准备的礼品，可在来宾向自己赠送礼品之后进行回赠，也可以在来宾临行的前一天，在前往其下榻之处进行探访时相赠；切忌当着外人送礼，也不宜事后补礼，尤其是慰问礼。

2. 赠送礼品的地点　赠送礼品的地点应遵循"公私分明"的原则。在公务交往中，赠送礼品的地点为工作地点或交往地点；在私人交往中，赠送礼品的地点为家里。

3. 赠送礼品的方式　常用的赠送形式有当面赠送、邮寄赠送和托人赠送。当面赠送最常见，也有助于受赠对象接受礼物。最好由身份高者出面赠送礼品，哪怕礼轻也会显得情意重。

4. 赠送礼品的包装　礼品包装精美不仅显得正式、高档，而且使受赠者感到自己备受重视。外包装的色彩、图案、形状乃至缎带结法等都要尊重受赠者的风俗习惯。包装礼品前要把礼品的价格标签取掉。

（三）受赠礼仪

1. 收受有礼　当接受对方赠送的礼品时，受礼者应面带微笑，眼睛注视对方，用双手接过礼品的同时表示谢意。在比较正式的场合，受礼者在接受礼品后可用左手托住礼品，右手与对方握手致谢。若是大型的礼品，可先放下礼品后握手。

2. 拒绝有方　出于某种原因，受礼者不能接受他人赠送的礼品时，拒绝也需讲究方法。一般不当面拒绝礼品，可婉言暗示说明自己难以受礼的原因；也可采用事后退还的方法，最好在接受礼品 24 h 之内，保证物品完好无损地退还给对方。

3. 依礼还礼　礼尚往来是彼此之间的交往准则，当接受他人礼物后，受礼者应在适当的时候、以适当的方式向对方回赠礼品。回礼的价格不应超过赠礼，否则有攀比之感。

五、餐饮礼仪

餐饮是一种常见的社交活动，无论是为了迎接重要的来宾举行的宴会，还是为了沟通感情以示友好而举办的聚会、接风、宴请等，都离不开餐饮。所以，餐饮礼仪是必须遵循的。

（一）中餐礼仪

中国饮食文化源远流长,饮食文化是古代饮食礼制的继承和发展,这其中包含了丰富的用餐礼仪文化,中国的饮食礼仪因宴席的性质、目的而不同,不同的地区,也是千差万别。了解并遵守用餐时的礼仪规范,在社交中既是对他人的尊重,又是维护个人形象的重要方式。

1. 座次　餐饮中座次的总原则是"中央为高,面朝大门为尊"。入席时,自己的座位应听从主人或招待人员的安排。设定座位时,应注意正对门口的是上座,背对门的座位是下座。应让身份高者、年长者及女士先入座,然后自己找恰当的位置坐下。如果是家庭宴请,作为主人应该提前到场,在靠门位置接待宾客并引座。家宴首席为辈分最高的长者,末席为最低者;宴请时首席为地位最尊贵的客人,主人则居末席。首席未落座,都不能落座,首席未动筷,都不能动筷。

2. 点菜　如果时间足够,应该等大多数客人到齐之后将菜单供客人传阅并请他们点菜。但是作为赴宴者,不该在点菜时太过主动,而应让主人点菜。若主人盛情要求,则可以点一个不太贵且不是大家忌口的菜。作为主人,点菜时一般可依据以下原则。

（1）点菜的数目:一般情况下,点菜的数目为用餐人数加2,如果男士较多,可适当加量。

（2）点菜的种类:食物类别应多样,荤素冷热搭配。一般要点有本地特色、本餐馆特色或自制的招牌菜肴,各类食物都要有一些。

（3）点菜的注意事项:点菜时要注意宗教饮食禁忌、不同地区人们的饮食喜好,还要照顾到客人的健康状况。

3. 用餐　中餐上菜顺序应是先上冷菜、饮料及酒,后上热菜,然后上主食,最后上甜食点心和水果。在用餐过程中,应注意以下细节。

（1）入座后,不要旁若无人,也不要眼睛直盯盘中菜肴,要适时地抽空和左右的人聊几句风趣的话,以调和气氛。

（2）作为宴请者可以劝客人多用菜,一般不建议为别人夹菜,以免使其为难。当然也并非一成不变,对于较高档、有特色的菜肴,宴请者也可以用公用筷子或勺子为客人布菜来表示热情。

（3）用餐时不要狼吞虎咽,每次进口的食物不可过大且宜细嚼慢品。不要在吃饭、喝饮料、喝汤时发出声响,如果汤太热,可用汤匙,切勿用嘴吹。

（4）需要处理骨头、鱼刺、菜渣时,不要直接外吐,可用餐巾掩嘴取出放在自己的餐盘或备用盘里,勿置桌上。口中有食物的时候,不要开口说话,如别人问话,示意自己的口中有食物,可等食物咽下去后回话。

（5）巡酒时自首席按顺序一路敬下,一味地对别人劝酒,特别是对不胜酒力的人劝酒、灌酒,都是很失礼的表现。

（6）一般情况下主人没有示意结束时,客人不要先离开。如果确实有事,非要离开,要和主人及旁边的两三位客人小声解释后离开。

（7）筷子的使用禁忌:使用时不能随意用筷子敲打杯盘碗碟;不能拿着筷子在菜碟

里翻来翻去；不能在餐桌上乱挥动筷子或用筷子去指别人；不能把筷子插在饭碗里；用餐途中如果因故需要暂时离开餐桌，不能把筷子搁在饭碗上，只能搁在餐碟边。

（二）西餐礼仪

西餐是对欧美等地区餐饮的一种统称，用西餐时应注意以下几个方面。

1. 餐前预约　预约时要说明就餐人数、时间，区域需要，以及就餐目的。当到达预约时间，遇有急事不能去时，要提前通知餐厅取消订位并表示歉意。

2. 入座　就餐服装要正式整洁，不可以穿休闲装。进入餐厅后，在侍应引领下入座。就座时由左侧进入，慢慢拉开椅子坐下，入座后手肘不可放于桌面上。座次排列的基本规则为：女士优先，恭敬主宾，右侧尊宾，面门为上。

3. 用餐　西餐大体分为正餐和便餐两种。正餐出现在较正式的宴会中。西餐是吃一道上一道，第一道菜是开胃菜也称头盆；第二道菜为开胃汤；第三道菜为副菜，副菜一般是海鲜、鱼肉、鸡肉之类，又称白肉；第四道菜是主菜，主菜一般是红肉，如牛肉、羊肉、猪肉等；第五道是甜品或小点心，如冰激凌、水果及各种各样的布丁、炸薯条、三明治等；第六道是饮料，如咖啡或红茶。至于便餐就比较简单，上菜顺序为开胃菜、汤、主菜、甜品，有时甜品也可以不要。

4. 餐具使用　使用刀叉进餐时，右手持刀，左手持叉，从外侧向内侧取用。切东西时，左手用叉按住食物，右手用刀将其切成小块，然后用叉子送入口中。单独使用叉子时叉齿向上，刀叉并用时叉齿向下。使用餐具时不要发出声响。如果用餐过程中需要暂时休息，可将刀叉分放盘中，叉在左、刀在右，刀口向内、叉齿向下，呈"八"字形摆放在餐盘中，以示还将继续用餐。若刀口向内、叉齿向上，刀叉并排纵向放置或刀在上、叉在下横放在盘里，则表示用餐完毕。

六、交通礼仪

（一）行路礼仪

行路是一个正常人的基本活动方式，根据社交礼仪，人们行路也须以礼待人。多人一起步行时，尤其是与尊长、异性一起在较为正式的场合，一般以右为尊或以内侧为尊。若并行者多于三人，则以居中者为尊。多人单行行走时，则大都以前为尊。行走在道路上应自觉选走人行道，并自觉让出专用的盲道。无人行道时，应尽量选走路边，且自觉走在右侧一方，宜单人行进，不宜并排行走。

（二）上下楼梯礼仪

上下楼梯应注意单行行走，不宜多人并排行走。不论上楼还是下楼，都应身靠右侧而行，将左侧留出以方便有紧急事务者快速通过。当为人带路时，应走在前面。上下楼梯时，不宜进行交谈，注意安全。当与尊者、异性一起下楼时，应主动行走在前，以避免身后之人有闪失。上下楼梯时要注意与身前、身后之人保持一定距离，以防碰撞。

（三）电梯礼仪

（1）对于有人管理的电梯，来到电梯门口，应该让其他人先进电梯，特别是年长者、资历高者、外来客人、身体不便者，到达后待其他人走出后再出电梯，即后进后出。

（2）进无人管理的电梯，应该先进电梯以便控制电梯门，保证其他人的安全，体现礼让他人，到达后待其他人走出后再出电梯，即先进后出。

（3）在使用电梯的过程中，均应礼貌待人，特别是与老人、女士、小孩和患者同乘电梯时，不可争先恐后或强行挤入。

（4）进入电梯后，面带微笑，与乘电梯的人点头示意，注意不要盯住一个固定的位置，也不要面无表情、目无他人。进入电梯间，脸应转向门，眼睛注视电梯层的指示灯，尽量不说话或小声说话，不可大声讲话或高谈阔论。

（5）乘扶手式自动电梯时，尽量靠近右侧扶手，上下电梯要关照他人。

（四）乘车礼仪

1. 乘坐轿车礼仪

（1）座次：由专职司机驾驶轿车的，通常讲究右尊左卑，座次的后排为上，前排为下。当专职司机驾驶时，副驾驶座一般也称随员座，即随员、警卫、译员坐此座位。由主人亲自驾驶轿车时，通常讲究右尊左卑，座次的前排为上，后排为下，不能让前排座位空着，应坐前排座位表示与主人相伴。由主人驾车送友人夫妇回家时，友人之中的男士应坐在副驾驶座上，与主人相伴。由先生驾驶车辆时，则其夫人应坐在副驾驶座上。

多排座的轿车不论由何人驾驶，均以前排为上，以后排为下；以右为尊，以左为卑；并以距离前门的远近来安排具体座次的尊卑。应请尊者、长者、女士、来宾就座于上座，这是给予对方的一种礼遇。同时，更应尊重来宾的意愿和选择，来宾坐在哪一个座位，哪一个座位就是上座。在非正式场合不必过分拘于礼节。

（2）上下车顺序：上下轿车时，如果条件允许，一般是尊者、长者、女士和来宾先上车后下车。当专职司机驾驶时，坐于前排者，大都应后上车、先下车，以便照顾坐于后排者。与其他人同坐于后排时，应请尊者、长者、女士和来宾从右侧车门先上车，自己从车后绕到左侧门后上车；下车时应自己先从左侧下车，再从车后绕过来帮助对方。当主人驾驶时，如有可能均应后上车先下车，以便照顾客人上下车。

（3）举止：与他人同乘轿车时，对个人的行为也应多加约束。上下轿车时应井然有序，相互礼让。在轿车上不要动作不雅，要讲卫生，注意安全。

2. 乘坐公共交通工具礼仪

（1）乘公共交通工具时应排队等候，主动礼让老、幼、残、孕，如果无意踩了他人，应礼貌地道歉。

（2）车到站，待车停稳后，扶老携幼，礼让有序地下车。

（3）在公共交通工具上最好不要吃东西，尤其是有特殊味道的食品。

（4）在公共交通工具上不乱丢果皮，不向窗外吐痰，不在车厢内吸烟，不高谈阔论，注意个人仪表等。

（5）下雨天乘公共交通工具时，不要把淋湿的雨伞放在座位上或头顶的架子上，而应该把雨伞放在自己的座位下，或拿在手中。

知识链接

涉外礼仪通则

（1）个人形象：第一印象十分重要，包括仪容仪表、言谈举止、服装等。

（2）不卑不亢：要意识到自己代表自己的国家、民族、所在单位，言行应从容得体、堂堂正正。不应表现得畏惧、自卑、低三下四，也不应表现得狂傲自大、目中无人。

（3）信守约定：认真严格地遵守自己的所有承诺，说话务必算数，许诺定兑现，约会必如约而至。在一切有关时间方面的正式约定之中，尤其需要恪守不怠。

（4）热情适度：不仅待人要热情友好，更为重要的是要把握好待人热情友好的分寸。否则就会事与愿违，过犹不及会使人厌烦或怀疑你别有用心。

（5）谦虚适当：反对一味地抬高自己，但也绝对没有必要妄自菲薄。

（6）求同存异：各国礼仪习俗存在着差异，重要的是了解，而不是评判是非，鉴定优劣。

（7）入乡随俗：要真正做到尊重交往对象，首先就必须尊重对方所独有的风俗习惯。当自己身为东道主时，通常讲究"主随客便"；而当自己充当客人时，则又讲究"客随主便"。

学习检测

参考答案

一、单项选择题

1. 十里不同风，百里不同俗，其内涵为礼仪的（　　　）。

A. 互尊原则　　　B. 慎独原则　　　C. 适度原则　　　D. 真诚原则　　　E. 宽容原则

2. 称谓在日常交际中的作用是（　　　）。

A. 表示友好　　　B. 表示距离　　　C. 表示修养　　　D. 表示尊重　　　E. 以上都不对

3. 关于交换名片，下列说法不正确的是（　　　）。

A. 地位低的人首先把名片递给地位高的人

B. 女士应该把名片首先递给男士

C. 他人递名片给自己时应立即停止手中所做的一切事情

D. 递交名片时应起身，双手或右手持名片，使名片的正面向上

E. 双手或右手接过名片时，应口头道谢

4. 关于称谓的原则，下列说法不正确的是（　　　）。

A. 称谓要遵守常规　　　　　　B. 称谓要讲究场合

C. 称谓要考虑入乡随俗的问题　　D. 称谓要考虑尊重个人的习惯

E. 中西方人都可直接称呼自己长辈的姓名

5. 面对上级和下级、长辈和晚辈、嘉宾和主人,先介绍谁?(　　)

A. 下级 晚辈 主人　　　　　　　　B. 上级 长辈 嘉宾

C. 上级 晚辈 嘉宾　　　　　　　　D. 上级 晚辈 主人

E. 下级 晚辈 嘉宾

6. 与他人握手时,正确的做法是(　　)。

A. 戴手套握手　　　　　　　　　　B. 人多时可交叉握手

C. 紧紧用力相握　　　　　　　　　D. 握手时应注视对方,微笑致意

E. 双手握对方手以示热情

7. 电话礼仪中通话时间应为(　　)。

A. 1 min　　　B. 3 min　　　C. 5 min　　　D. 7 min　　　E. 9 min

8. 拜访他人时,下列做法不正确的是(　　)。

A. 彬彬有礼　　　B. 随意到访　　　C. 举止文雅　　　D. 谈吐得体　　　E. 适时告辞

9. 致意的方式有(　　)。

A. 举手致意　　　B. 脱帽致意　　　C. 点头致意　　　D. 微笑致意　　　E. 以上都是

10. 古语"宝刀赠壮士,红粉送佳人"说的是在选择礼品时要注重(　　)。

A. 对象性　　　B. 便携性　　　C. 纪念性　　　D. 独特性　　　E. 差异性

11. 宴会上,为表示对主宾的尊重,主宾的座位应是(　　)。

A. 主人的左侧　　　　　　B. 主人的右侧　　　　　　C. 主人的对面

D. 面对门的位置　　　　　E. 以上都不是

12. 关于西餐餐具的使用,下面哪项做法是错误的?(　　)

A. 一般情况下,左手持刀,右手持叉

B. 就餐过程中,需同人交谈,刀叉应在盘子上放成"八"字

C. 使用餐具时不要发出声响

D. 取用刀叉应从外侧向内侧取用

E. 刀叉并排纵向放置则表示用餐完毕

13. 如果主人亲自驾驶汽车,(　　)应为首位。

A. 副驾驶座　　　B. 后排右侧　　　C. 后排左侧　　　D. 后排中间　　　E. 以上都不是

14. 出入无人值守的电梯时,陪同者应(　　)。

A. 先进、先出　　　B. 先进、后出　　　C. 后进、先出　　　D. 后进、后出　　　E. 同进、同出

15. 遵守交通、行路礼仪是交通安全的根本保障,下列不正确的是(　　)。

A. 多人一起步行时,一般以右为尊或以内侧为尊

B. 三人并行时,则以居右者为尊

C. 行走在道路上,应自觉选走人行道,不要走行车道

D. 自觉让出专用的盲道

E. 无人行道时,应尽量选走路边,且自觉走在右侧一方

16. 乘坐公共交通工具时,以下行为中不正确的是(　　)。

A. 主动礼让老、幼、残、孕

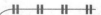

B. 乘公共交通工具时应排队等候

C. 如果饥饿,可以在车内随意吃东西

D. 在车内不乱丢果皮,不向窗外吐痰,不在车厢内吸烟

E. 乘公共交通工具时,不要把淋湿的雨伞放在座位上或头顶的架子上

二、思考与实践

1. 护士小李独自给昏迷且无陪护的患者进行留置导尿操作时,无菌手套疑似被污染,小李立即更换无菌手套,按照正规流程完成操作。由此可以看出小李的无菌观念强,有爱伤意识,除此之外,从社交礼仪的角度,你认为小李还遵循了什么原则?

2. 发送电子邮件应遵循哪些礼仪规范?

第三章 护士仪容礼仪

学习目标

1. 掌握护理工作中仪容礼仪的规范要求；熟悉头面部修饰的基本步骤和方法；熟悉目光和笑容在护理中的应用。

2. 能运用所学仪容礼仪知识在人际交往中把握礼仪原则，提升人际交往能力。

3. 在护理工作中自觉履行护士仪容礼仪。

情境导入

章某应聘一所医院，面试环节，章某一进门，浓郁的香水味就扑鼻而来，黄色头发披肩，黑色的烟熏妆，大红的嘴唇，彩色的指甲，俨然一位摩登女郎。虽然回答问题时对答如流，但是最终未被录取，章某很不理解，不知道问题出在哪里。

请思考：

（1）章某的问题出在哪里？

（2）护士化妆应该注意哪些礼仪规范？

仪容，通常指人的外观或容貌，它是由发式、面容以及所有未被服饰遮掩、暴露在外的肌肤构成，是精神文化和内在修养的一种体现，也是一种无声的语言。古人云，慧于中而秀于外，说的就是一个涵养好、文化高的人要注重自身仪容的修饰。随着系统化整体护理在临床中的应用，护士的仪容礼仪会引起患者的关注，影响着患者对护士和医院的整体评价。因此，护士良好的仪容礼仪是不可缺少的，也对进一步提高护理质量有重要意义。

仪容礼仪主要体现在仪容美，包括三层含义：一是仪容的自然美；二是仪容的修饰美；三是仪容的内在美。这三者中，仪容的自然美是人们的心愿，仪容的修饰美是关注的重点，仪容的内在美是最高的境界，实际上，真正的仪容美是三者的紧密融合，缺一不可。

第一节 头面仪容礼仪

头面仪容是仪容礼仪的焦点。古人云,人身之有面,犹室之有门,人未入室,先见其门,说的就是人的面容,所以,自然、洁净的头面部仪容是护士和其他职业最基本的礼仪要求。

一、头发

从古至今,人们都非常重视头发的梳理,整洁、大方、美观的头发既体现出朝气蓬勃的精神面貌,也反映一个人的审美水平、道德修养和文化层次。因此,在头发仪容的修饰中要遵守大方得体、文雅端庄的基本原则,除了要保持清洁、养护,还要根据每个人的年龄、脸型、职业、体型等来选择适合自己的发型。

(一) 头发的清洁和护理

1. 清洁 想要拥有健康、乌黑亮泽的头发,首先要做好头发的清洗和梳理,保持整洁、整齐、无味、无屑,维持良好形象。洗发可以去除头发上的灰尘和头皮的分泌物,保持头发的健康。洗发的次数可以根据发质的不同的来确定,一般每周清洗 1～2 次。若发质为干性,头皮油脂分泌过少,清洗频繁会使头发干燥,引起静电,出现断发,可减少洗发次数;若发质为油性,头皮油脂分泌过剩,间接引起脱发,可适当增加清洗次数。洗发用水不可过热,否则会减少头皮所需的油分,损伤发质。水温宜 40 ℃左右,并以指腹揉搓,防止损伤头皮。

2. 护理

(1)多梳理:经常梳理头发可以去除污垢,刺激头部神经末梢,促进血液循环,对头发的生长有增进作用。在梳头时,动作要轻,防止头发断裂和脱落,每日梳发 2～3 次,梳子要保持清洁,齿端圆润,利于保护头发和头皮。在梳理长发时,从发梢逐段梳至发根;在梳理短发时,从发根梳至发梢。

(2)巧按摩:定期正确的按摩,可以保持头皮的健康。手法一般是:手背弓起,手指分开,指腹置于头皮,稍用力向下按,轻轻揉动,从前额到头顶,从发鬓到头顶,从头顶到脑后。每天 1～2 次。

(3)增营养:在日常生活中要加强营养的调理与补充,均衡饮食,多进食富含蛋白质、纤维素和微量元素的食物,比如黑芝麻、核桃仁、黑米、海带、豆类、蛋类、奶类和绿色蔬菜。

(4)勤养护:根据发质选择适合的洗发用品,注意保护头发,不要在烈日下暴晒,不要频繁地烫发、染发、卷曲或拉直,避免化学刺激,洗发时使用护发素或护发乳等护发产品,用后冲洗干净。

（二）发型修饰得体

1. 发型与年龄 发型可以反映一个人的审美、品味、文化、修养。一般年长者适宜直或卷曲的短发，或低盘发，显得文雅端庄、稳重亲切；而年轻人适宜直或卷曲的长发，或高盘发，显得简洁流畅、大方得体；青少年学生中，女生适宜齐耳短发或自然束发，男生适宜平头、板寸、分头，显得健康活泼、清新自然。

2. 发型与脸型 恰当的发型可以对脸型起到一定程度的修饰作用，所以要根据脸型选择适合自己的发型。圆脸型的人适宜将头顶的头发梳高，两侧头发适当遮住脸颊，使脸的宽度减少；长脸型的人可以将前发剪成直刘海或斜刘海，遮住额头，加大两侧头发厚度，丰满脸型；方脸型的人将两侧头发留起来掩饰脸型的棱角，增加脸型的圆润感；椭圆形脸，也称鹅蛋脸型，是东方推崇的标准脸型，可选择任意发型。

3. 发型与体型 发型的选择是否得当，对体型的美感会产生很大影响。体型瘦长的人适合留长发，卷曲的波浪发型有种蓬松感，对瘦长身材起到协调作用，不适合盘发；体型矮胖的人适合有层次的短发，露出颈部，给人一种拔高的感觉；体型高大的人适合简洁的短发；体型瘦小的人适合高盘发或精致的中长发，不适合长披肩发。

4. 发型与服饰 发型与服饰合理搭配，才能体现出整体美。穿着礼服出席正式场合时，头发可以挽成发髻，显得高雅、秀美；穿着运动服出席休闲场合时，头发可以束起，显得潇洒、活泼；穿着工作装时，头发应选择与职业相符合的发型。

知识链接

容止格言

南开中学各教学楼门口都有一面镜子，上面均写着：面必净，发必理，衣必整，钮必结，头容正，肩容平，胸容宽，背容直。气象：勿傲，勿暴，勿急。颜色：宜和，宜静，宜庄。这就是著名的"容止格言"。周恩来总理少年时曾在南开中学学习，其一生都在严格履行四十字箴言。

二、面容

俗话说"健不健，看面容"。在护理工作中，护士每天都要与患者近距离接触，为了体现出对患者的尊重，更应加强面部的清洁和保养，保证面部的健康，这也是护理工作的礼仪要求。

（一）面部

保证面部皮肤的健康，应做到经常清洗。若有彩妆应选用专业的洗颜产品，清洁后涂润肤霜，注意面部的保养，保持皮肤的充足水分，保证规律的作息，使皮肤处于健康状态。

（二）眼部

1. 清洁 及时地清除眼睛分泌物。

2．健康　如果眼睛患有传染病，应尽快就医，避免出现在社交场所。若遇特殊情况，需佩戴眼镜。

3．修眉　眉毛对五官有协调美化作用，可根据自身脸型和眼型特点进行修饰，但不提倡文眉毛和剃去眉毛。

4．眼镜　佩戴眼镜时，以清洁、舒适、美观、方便为原则。在室内和社交场合不佩戴太阳镜或墨镜；在佩戴框架眼镜时，应注意框架不能过松或者过紧；不能乱戴别人的眼镜，不能乱擦乱放眼镜，不能单手戴、摘眼镜；在佩戴隐形眼镜时，双手保持清洁，将取下的眼镜置于隐形眼镜护理液中消毒，因其会导致干眼症、视疲劳、眼球过敏，不宜长期佩戴。

（三）耳部

1．清洁　经常擦洗耳朵和耳后的皮肤，及时清除耳朵内污垢，保持耳部的清洁卫生。

2．修剪　有些男性会出现耳毛长出耳朵之外的情况，要及时修剪，免得影响美观。

3．动作　避免在公共场合做挖耳朵的动作。

4．健康　患有耳疾或者冻疮，都会影响到个人形象，要及时治疗。

（四）鼻部

1．清洁　保持鼻腔清洁，及时清理鼻腔分泌物，平时可用棉签蘸取生理盐水擦拭鼻腔。

2．修剪　发现鼻毛长出鼻腔外，及时修剪，不要置之不理，以免失敬于人。

3．动作　避免在公共场合吸鼻子、擤鼻涕、挖鼻孔。

（五）口部

1．清洁　每天晨起、睡前刷牙，饭后漱口，保持清洁。

2．无异味　在上班或出席社交场合前避免进食葱、蒜、韭菜等刺激性味道的食物。若已食用，及时刷牙或者喝牛奶、嚼茶叶或口香糖去除异味。

3．无异物　正确使用牙线、漱口水去除口腔异物。

4．无异响　在正式场合避免发出咳嗽、清嗓、吐痰、打嗝等异响，若不慎发出，应及时道歉；就餐咀嚼食物时避免发出声响。

（六）颈部

颈部属于面容的自然延伸，应经常清洗，保持清洁；应注意保养颈部皮肤，防止过早老化和颈纹的产生。

鹤 立 鸡 群

晋代戴逵在《竹林七贤论》中曰："嵇绍入洛，或谓王戎曰：'昨于稠人中始见嵇绍，昂昂然若野鹤之在鸡群。'"宋代刘义庆在《世说新语·容止》中曰："嵇延祖卓卓如野鹤之在鸡群。"三国时期魏国文学家嵇康的儿子嵇绍很有才学，身材魁梧，仪表堂堂。他无论在哪里都显得超群。有人对王戎说他在人群中就像一只仙鹤站在鸡群里那样突出。司马衷继位后，他担任侍中，为保护卫惠帝而战死，赢得人们的尊敬。

三、化妆

化妆是运用化妆品和工具，采取合乎规则的步骤和技巧，对人的面部、五官及其他部位进行遮盖或修补缺陷，以增强立体印象，调整形色，表现神采，从而使容貌变得更加靓丽，达到美容的目的。在人际交往中，得体的化妆是必要的，不仅可以体现个人的自尊、自信和对别人的尊重，也可以展现良好的职业形象。作为护理工作者，在工作场合提倡淡妆上岗，体现出精神风貌和认真的态度。

（一）化妆的原则

1. 美观靓丽　化妆主要是为了使容貌更加美丽。因此，要根据个人的不同面部特点，适度修饰，达到化妆后避短扬长的效果。在化妆时不要特立独行、追求新奇、搞怪夸张。

2. 自然淡雅　通常化妆要求自然、生动、洁净、大方。化妆的最高境界是妆而不露，化而不觉，犹如天然生成般美丽，没有人工雕琢的痕迹。

3. 整体协调　化妆应注意与整体风格搭配，还应和身份、服装、场合相协调。

（1）身份协调：根据自身的职业特点，选择化妆方式和化妆用品，一定要突出个人魅力和气质。

（2）服装协调：妆面色调要与服装颜色选择同一色系。

（3）场合协调：妆面的浓淡与场合要求一致，在工作场合适宜淡妆；在社交场合，尤其晚宴、聚餐适宜稍浓的妆。

（二）化妆的方法

职业女性尤其护士的工作妆容要求以严谨、端庄、简洁、淡雅为主，符合身份和年龄，因工作节奏紧张，以方便实用为原则，凸显靓丽。基本的化妆步骤如下。

1. 束发　将头发向后束起，前额及鬓角的碎发固定，不影响化妆。

2. 修眉　选择眉刀、眉剪等修眉工具，根据脸型的不同，修剪多余眉毛，使眉形清晰自然。

3. 洁面　用温水打湿面部，选择适合自己肤质的洁面产品彻底清洁面部与颈部的皮肤。

4. 护肤　先用爽肤水轻轻拍打面部和颈部,再涂以护肤乳液。

5. 涂隔离霜　可以隔离紫外线和彩妆对皮肤的损害,起到修正并提亮肤色的作用。

6. 涂粉底　根据肤质和肤色选择粉底液或粉饼,以脸部中央为中心点,由内而外沿着脸颊的微笑曲线,直接用指腹或海绵推开,然后额头、脸颊、鼻子,最后下巴,由上而下,做到细致涂抹,薄厚均匀,切勿忘记颈部皮肤。

7. 定妆　用粉扑蘸取适量散粉轻按面部,防止粉底脱落。

8. 眼部

(1)眼线:眼线可以修饰眼部轮廓,突出立体感。画眼线时,紧贴睫毛根,上眼线从内眼角向外描画,眼尾抬高 1 cm 以拉长眼型。下眼线从眼尾向眼睑中部平行描画,以画出一个平行的眼角,使眼睛变大有神。

(2)眼影:用眼影刷或眼影棒以打圈的方式蘸取眼影,沿着睫毛根部,在双眼皮皱褶线内,从内眼角到外眼角,由深到浅地晕染。选择自然柔和色系的眼影,多用单色。

(3)睫毛:用睫毛夹使睫毛上翘,涂抹睫毛膏,上睫毛从睫毛根部向睫毛梢纵向涂染,下睫毛横向涂染,使睫毛更加浓密。

(4)眉毛:选择与眉毛颜色相近的眉笔,按照眉毛生长的方向描画,突出眉头、眉峰、眉尾的位置,眉头位置最低,最粗,颜色宜淡;眉峰位置最高,颜色最深,位于眉毛的三分之二处;眉尾位置不低于眉头,最细。描画整个眉毛时注意左右对称,线条流畅。

9. 涂腮红　腮红可以增加面部气色,修正脸型。用腮红刷蘸取适量腮红,对着镜子微笑,从颧骨向斜上方晕染,不宜过多,追求自然淡雅。

10. 涂唇膏　根据眼影、腮红和服装的整体颜色选择唇膏或唇彩,先用润唇膏打底,再用唇刷均匀涂抹整个唇部,也可直接涂抹唇部。

11. 检查妆容　观察妆面是否自然、对称,有无不完善之处需要修补,以达到最完美的效果。

(三)化妆的禁忌

1. 禁忌当众化妆　化妆应该在专用的化妆间或者隐私的空间完成,在工作场所或是社交场所都是失礼的,是对自己和别人的不尊重,有故意表演或吸引异性之嫌。

2. 禁忌在患者面前化妆　护士因其职业特殊性,被赋予"白衣天使"的称号,所以在工作时要严谨、态度端正;若在患者面前化妆,会使形象受损。

3. 禁忌浓妆示人　妆容应清新淡雅;若妆容太浓,太重,会给人一种过分招摇的感觉。

4. 禁忌残妆示人　妆面会经常因为工作、出汗、用餐等原因出现脱妆的情况,应注意自查,一旦妆面有残缺,应及时在休息室、洗手间等隐蔽之处补妆,保持妆面完整。

5. 禁忌技法错误　应掌握化妆的原则和基本方法,切勿随心所欲,崇尚新奇,否则会起到适得其反的效果。

6. 禁忌借用他人化妆品　化妆者应随身携带化妆用品,借用他人化妆品不卫生,也不礼貌。

7. 禁忌评论他人妆容 每个人的审美不同，对妆容的习惯和风格也不相同，不可妄自评论和非议他人妆容。

第二节　表情仪容礼仪

表情是情绪主观体验的外部表现，可通过眼部肌肉、颜面肌肉和口部肌肉的变化来表现各种情绪状态。它是一种无声的体态语言，可以真实、自然、准确地反映人的内心世界。在护理工作中，表情也是护士与患者交流的重要方式之一，护士亲切、热情、乐观、友好的表情会给人带来信赖感和安全感，有助于护患关系的和谐和患者的康复。

一、目光表达

目光也称眼神，若把眼睛形容为心灵的窗户，那眼神则是透过窗户传递出的内心世界。一个公正无私的人，目光中流露的公平、公正，能让人们的心情变得阳光、灿烂；一个与人为善的人，目光中流露的肯定、鼓励，像暖流温暖滋润着心灵；一个充满爱心的人，目光中流露的包容、慈祥，感染、洗涤着周围每一个生命。

护士应善于通过目光观察和了解患者的情感和需求。

（一）注视部位

在人际交往中，目光的所及之处就是注视的部位，注视部位不同，传递的信息和营造的氛围也不相同。

1. 眼睛至眼睛 也称关注型注视，互相注视对方的眼睛，表示重视、关注对方，但时间不宜过久，以免双方尴尬。

2. 眼睛至额头 也称公务型注视，注视对方双眼与额头之间的区域，表示认真、严肃，适合正规的公务活动。

3. 眼睛至唇部 也称社交型注视，注视对方双眼与唇部之间的区域，是社交场合经常采用的一种自然的注视方式。

4. 眼睛至胸部 又称亲密型注视，注视对方双眼与胸部之间的区域，表示亲密、友善，适用于亲人或关系亲密的人之间。

一般情况下，不宜注视对方的头顶、大腿、小腿、脚部、手部。异性之间，不注视肩部以下，尤其禁止注视胸部、裆部、腿部。护士在询问病情、收集资料时可将整个面部作为注视区域。操作中，可将患者的病变部位和护理部位作为注视区域。

（二）注视时间

在交谈中，双方相互注视的时间长短，表达出不同的含义。

1. 表示友好 应不时地注视对方，注视对方的时间占全部相处时间的三分之一以上。

2. 表示重视 应常常把目光投向对方，注视对方的时间占全部相处时间的三分之二左右。

3. 表示轻视　目光经常游离对方,注视对方的时间不到全部相处时间的三分之一。

4. 怀有敌意或感兴趣　目光始终盯着对方,注视对方的时间超过全部相处时间的三分之二以上。

（三）注视角度

在注视他人时,目光发出的方向不同,往往也提示着与交往对象的亲疏远离。

1. 平视　也称正视,视线成水平状态,表示双方地位的平等,也表示互相的尊重。工作中,护士在接待患者或与其沟通时常采用。

2. 侧视　平视的一种特殊情况,站在对方的一侧,面向对方,平视注视。一定要面向对方,否则会表现为斜视对方（这是歧视的表现）。

3. 仰视　处于低处,抬头向上注视对方,表示敬畏之意,一般体现在晚辈对长辈。工作中很少使用。

4. 俯视　处于高处,低头向下注视对方,表示轻蔑、歧视;也用于长辈对晚辈的怜爱。工作中在为患者进行护理操作时常采用。

（四）注视方式

在社交场合注视交往对象的方式分为以下几种。

1. 直视　直视前方或对方,也称正视。表示尊重、认真。

2. 凝视　聚精会神地观看,不眨眼睛,是直视的一种特殊情况。表示恭敬、专注。

3. 盯视　不眨眼睛地盯住看。表示出神、挑衅,不宜多用。

4. 虚视　目光不聚焦、眼神不集中的一种直视。表示走神、疑虑。

5. 扫视　目光迅速向四周掠过。注视时,上下左右反复打量。表示吃惊、好奇。

6. 环视　环顾四周,注视人或事物。表示重视、认真。

7. 眯视　眯起眼睛注视。表示看不清。

8. 睨视　斜着眼睛注视,旁观。表示轻视、轻蔑。一般禁用。

（五）注视变化

在人际交往中,眼睑、瞳孔、眼球、视线都是在不停变化的。

1. 眼睑的开合　眼睛周围的肌肉运动,受内心的情绪变化而产生改变。例如瞪大双眼固定,表示愤怒;眼睛眨动过快,表示思索;眼睛眨动过慢,表示出神。

2. 瞳孔的变化　瞳孔的变化可以反映一个人的心理变化。平时没有较大变化,如果突然变大,目光有神,表示喜悦、感兴趣;如果突然缩小,目光无神,表示伤感、无所谓。

3. 眼球的转动　如果眼球反复转动,表示在思考问题。

4. 视线的交流　在人际交往中,视线交流可以代表不同的含义,可表示尊敬、喜悦、恐吓、回绝、爱憎等等,具体要因人而异、因事而异,做到有效的视线交流。

二、面容表情

面容表情是指人们面部所展现出的综合表情。有两方面特征：一是变化迅速，很少凝固不变；二是彼此配合，时常合作。在护理工作中，笑容尤为重要。

笑容，是人在笑的时候的面部表情，是面部呈现的神情状态，通常露出愉快的表情，发出欢喜的声音。笑容是敞开心扉的通用语言，是对他人尊重和友好的表示，在人际交往中发挥着重要作用。俗话说"笑一笑，十年少"，适当的笑容可以使人身心愉悦，促进健康。

(一) 笑容的作用

一个人喜欢笑，代表着对生活和工作的积极态度。一个喜欢笑的人，头脑活跃，容易接受外界信息，有助于提高记忆力；一个人喜欢笑，可以拉近新朋友之间的距离，以便更好地接受对方；一个喜欢笑的人，潜意识给自己正能量，在急躁中冷静下来，以便解决工作中的难题；一个喜欢笑的人，拥有吸引别人的魅力。

在护理工作中，护士的笑容会迅速缩短护患之间的心理距离，使患者感受到护士的关心和尊重，给患者带来希望和温暖，树立患者战胜疾病的信心和勇气。同时，可以美化护士形象，陶冶护士的内心世界。

> **知识链接**
>
> #### 桑兰的笑容总能给人希望
>
> 桑兰，出生于 1981 年，浙江宁波人，原国家女子体操队队员，曾在全国性运动会上获得跳马冠军。1998 年 7 月在纽约友好运动会上意外受伤之后，默默无闻的桑兰受到全世界的关注。这确实是个意外，当时桑兰正在进行跳马比赛的赛前热身，在她起跳的那一瞬间，外队一教练"马"前探头干扰了她，导致她动作变形，从高空栽到地上，而且是头先着地。
>
> 遭受如此重大的变故后桑兰却表现出难得的坚毅，她的主治医生说："桑兰表现得非常勇敢，她从未抱怨什么，对她我能找到表达的词就是'勇气'。"就算是知道自己再也站不起来之后，她也绝不后悔练体操，她说："我对自己有信心，我永远不会放弃希望。"因为她的坚强、乐观，她被称为"伟大的中国人民的光辉形象"。那么多美国普通人去看她，并不只是因为她受伤了，而是被她的精神所感染。
>
> 国务院原副总理钱其琛在看望桑兰时说："中国领导人和中国人民都知道这位勇敢的女孩的事。"桑兰与"超人"会面的经过在美国 ABC 电视台播出，这个电视台 50 年来只采访过两个中国人，一个是邓小平，一个是桑兰。
>
> 多年来，桑兰用她的行动印证着自己的诺言，在北大学习、加盟星空卫视主持节目、担任申奥大使、参加雅典奥运会北京接力……她充满力量的笑容总能给人希望！

（二）笑容的种类

1. 含笑　属于程度最浅的笑，不露牙齿，不发出声音，只是面带笑意。适用范围较广，一般表示友善、友好。

2. 微笑　较含笑的程度深一些，在情感表达和人际交往中占重要作用。嘴角向上移动，略成弧形，不露牙齿，不发出声音，眼中有笑意。适用范围最广，在情感表达和人际交往中占重要作用。一般表示愉悦、欢乐。

3. 轻笑　属于程度略深的笑，嘴唇微微张开，上牙齿露出，不发出声音。一般表示愉快、欣喜。

4. 浅笑　属于轻笑的特殊情况，笑时抿嘴，下唇大多含于牙齿之中，又称抿嘴笑，见于年轻的女性害羞的笑。

5. 大笑　属于程度较深的笑，嘴巴张大，牙齿全部露出，上下牙齿分开，发出笑声。一般表示高兴、开心。

6. 狂笑　属于程度最大的笑，嘴巴张开，牙齿全部露出，上下牙齿分开，笑声连续，手舞足蹈甚至泪水直流。一般表示极度高兴。

（三）笑容的方法

笑的共性表现为面露喜悦之色，表情轻松愉快。笑的个性表现为眉、眼、口、齿、声、肌肉之间的相互配合和协调。

微笑时，面部肌肉放松，眉头自然舒展，眉毛上扬，略弯成新月形；双眼略微睁大，眼神柔和；面颊两侧肌肉收缩，向上提起；嘴角稍稍向上翘起，嘴唇闭合成弧形，不露牙齿或可露出上牙齿6～8颗；不发出笑声（图3-1、图3-2）。

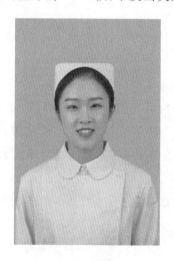

图 3-1

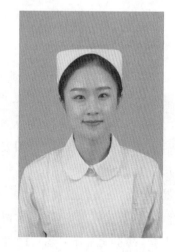

图 3-2

（四）笑容的注意事项

1. 自然真诚　真诚的笑容是心灵对外界的一种映照，它比开怀大笑多了一份柔和，比哑然失笑多了一份温暖。护士的笑容应该发乎情，出乎心，融入护士的角色中。只有真诚待人，积极满足患者身心需要，才能得到患者和家属的认可和尊重。

2. 统一协调　笑容是眉、眼、口、齿、声、肌肉之间的综合运动。各部位应协调一致,发自内心,自然流露。

3. 注意适度 运用笑容应把握场合和环境,不可随心所欲,随便乱笑,要笑得得体、适度才能充分表达美好情感。

（五）笑容的禁忌

1. 假笑 违背意愿的情况下做出的笑容,也就是平常所说的皮笑肉不笑。没有真情,让人厌恶。

2. 怪笑 奇特的笑声,笑得怪里怪气。含有嘲讽、恐吓之意。

3. 讥笑 冷言冷语的嘲笑,有时达到斥责人的地步。多表示讽刺、嘲讽。

4. 媚笑 为了讨好别人,而故意敷衍地笑,并不是发自内心的,而是有一定的目的性。

5. 冷笑 含有轻蔑、讥讽、无可奈何等意味的笑,不是发自内心的,往往是对别人观点表示不屑时的表现。

6. 窃笑 轻轻地或压抑地笑。多表示幸灾乐祸,看别人笑话。

7. 狞笑 一种可怕的笑,笑时凶神恶煞,让人觉得害怕,也是近似于冷笑的一种笑。多表示惊恐、吓唬。

8. 怯笑 害羞或怯场的笑,笑时会面红耳赤。

第三节　护理工作中的仪容礼仪

一、头面修饰大方

护理工作者的发型,不论男女,都应长短适度,遵守一定的要求。

女性最标准的发型是前不遮眉,后不过肩,两侧不遮耳。若是短发,头发自然后梳,两侧头发置于耳后,碎发可以用发卡固定;若是中长发,刘海向一侧梳起,不挡住眉毛、眼睛,后面头发不遮住衣领,可用发网固定;若是长发,盘起低发髻或高发髻,用发网固定。但不宜理寸头。

男性最标准的发型是前发不附额,侧发不遮耳,后发不及领。一般要求留短发,平头、分头都可,但不宜剃光头,也不准留长发或扎成小辫。

不论男女,都不能留怪异新奇的发型,过分追求时尚,不可染色彩艳丽的头发。

护理人员应面容整洁,女性护理人员可着自然、得体的淡妆上岗,展现良好的精神面貌。

二、身体修饰整洁

在护理工作和生活中,手是接触人和其他物品最多的,为了有效防止交叉感染,要保持手部的清洁。

（一）洗手

护士在接触患者和做各种护理操作前后,应严格按照七步洗手法清洗双手。日常工作生活中,为了自身的健康,在握手、写字、用餐、如厕等之后,更应该勤洗手。

（二）指甲

护理人员不允许留长指甲,长指甲不方便护理操作,有划伤患者的可能,另外,长指甲容易藏污纳垢,不卫生,也不美观。因此,应经常修剪指甲,长度不超过指尖。此外,因为职业的特殊性,不宜在指甲上涂彩色指甲油和粘贴装饰物,以免给患者及家属留下不良印象。

（三）服饰

上班期间应佩戴护士帽,穿护士服,若是穿裙装时,裙长过膝但不能超过护士服的下摆,搭配浅色或者肉色丝袜,袜口不应暴露在裙摆之外;若穿裤装,应选择跟护士服颜色相近的长裤子,不宜穿短裤,搭配浅色袜子,袜口不应暴露在裤脚之外。

（四）脚部

勤洗脚,保持脚的清洁、卫生,做到每天更换袜子,护理人员上班期间穿护士鞋或者浅色软底平跟鞋,并做到清洁、舒适、美观。不宜穿拖鞋、凉鞋、镂空鞋。

三、表情流露亲切

表情是人的面部所流露出的情感,人的面部表情十分生动、丰富,可以刺激产生某些内心体验,最终能使人内心情感最鲜明、最适当地表现出来。

护理人员是健康的使者,应学会把握表情,理解表情,在不同场合控制调节情感。在工作岗位应注意观察和应对,提供亲切、友好的微笑服务。面对患者以笑相迎,认真询问,耐心解答,以愉悦的心境感染患者;患者讲话时,护理人员用点头、微笑表示理解、赞许,给患者鼓励。

四、行为模拟训练

在丰富多彩的表情变化中,目光和笑容最能表达人的内心情感。护理人员情感表达应和谐,给人亲切、真挚、温馨的感觉。

（一）目光和神态

眼睛是人心灵的窗户,人内心的所感所想都会自然地从眼睛中流露出来,传递某些信息。在护理工作中,护理人员应正确读懂患者目光中表达的"语言",做出正确的护理诊断,以便制定护理措施,满足患者的身心需要。

在人际交往中,凝视是最常用的一种注视方式,面对不同的环境、不同的交往对象,我们要正确运用目光的凝视,达到目的性。

1. 公务凝视　在洽谈、磋商、谈判等严肃场合,目光要给人一种严肃、认真的感觉。凝视的范围在对方脸部的上三角部分,注视位置为双眼至额头之间的区域。

2. 社交凝视　在各种社交场合均可使用的注视方式。凝视的范围在对方脸部的下三角部位,注视位置为唇心至双眼之间的区域。

3. 亲密凝视　这是亲人之间、恋人之间、家庭成员之间使用的注视方式,凝视的位置在对方双眼至胸部之间。对陌生人用这种凝视会十分失礼。

无论是哪种凝视,都要注意不可将视线长时间固定在注视的位置上,适当地将视线从固定的位置上移动片刻,可以使对方心理放松,感觉平等,易于交往。

当与别人说话时,目光要集中注视对方,要看着对方眼睛,这是一种礼貌的方式。如果表示对谈话有兴趣,就用柔和、友善的目光正视对方。如果想要中断谈话,可以有意识地将目光转向别处。

（二）表情和微笑

微笑是人与人之间的一种表达方式,表示愉悦、欢乐、幸福。微笑不分文化、种族或宗教,每个人都能理解,是国际通用的。微笑是世界各地感情沟通的桥梁。微笑的训练方法如下。

1. 筷子训练法　第一步,站在镜子前面,观察自己笑与不笑时嘴角的形状,是上扬还是下垂的。第二步,用上下两颗门牙轻轻咬住筷子,看看自己的嘴角是否已经高于筷子。第三步,嘴角最大限度上扬,也可用双手手指按住嘴角上推,在上扬到最大限度的位置保持30 s。第四步,保持上一状态,拿下筷子,能够看到8～10颗牙齿。

2. "一"字练习法　面对镜子,发出"一"的声音,嘴角向上反复运动持续30 s。

3. "微笑禅"练习法

（1）轻轻地专注:随时随地地体验"身在哪里,心在哪里",轻轻地、专注地活在当下,就可感受内心的踏实和喜悦,展示自然笑容。

（2）放松:放松可使我们感到幸福而自然微笑,嘴角的轻轻上扬具有放松的效果,两者相辅相成,互为因果。

（3）感恩:对事情感恩,可以产生充实、满足和喜悦的感觉。感恩能让我们以积极的态度看待世界,即不论顺境、逆境,都视为学习的机会,让心灵成长。

（4）练习:每天面对镜子时,看看自己微笑的样子。身心是相互对应的,心情喜悦自然面露微笑,而面露微笑也会产生喜悦心情。

参考答案

学 习 检 测

一、单项选择题

1. 仪容美不包括以下哪项?（　　　）

A. 自然美　　　　B. 身材美　　　　C. 修饰美　　　　D. 内在美

2. 下面哪种脸型是标准脸型,不需要过度修饰?（　　　）

A. 方形脸　　　　B. 圆形脸　　　　C. 菱形脸　　　　D. 长形脸

3. 护士的妆容不应做到（　　　）。

A. 大方　　　　B. 自然　　　　C. 新奇　　　　D. 美观

4．下列哪项不是目光的构成要素？（　　）

A．注视角度　　　B．注视部位　　　C．注视方式　　　D．注视原因

5．在人际沟通中，运用范围最广的笑是（　　）。

A．浅笑　　　　　B．微笑　　　　　C．含笑　　　　　D．轻笑

6．小王是手术室护士，在工作中，手部修饰有误的是（　　）。

A．双手应经常清洗　　　　　　B．不涂指甲油

C．不留长指甲　　　　　　　　D．当众修剪指甲

二、思考与实践

1．护士的仪容修饰有哪些具体要求？

2．祁某进入医院工作三个月了，作为护士，工作繁忙，压力大，医院的环境也比较压抑，护患关系紧张。后来她发现科室李护士护患关系融洽，患者不论年纪大小都非常喜欢她，愿意跟她沟通，积极配合她的治疗。经过观察，祁某发现李护士不论工作多忙多累，笑容总是挂在脸上，眼神中透露着慈爱。请问：

（1）李护士为什么受患者的喜欢？

（2）如何正确运用微笑？

第四章 护士服饰礼仪

 学习目标

1. 了解护士服发展历史；了解首饰的佩戴要求；掌握着装原则和护士服的着装要求。

2. 能运用所学服饰知识养成礼仪行为，在人际交往中提升交往能力。

3. 了解不同场合的着装要求及护士服饰的禁忌等，并能在生活和护理工作中正确着装。

情境导入

护士小刘正在上班，有个远道而来的好朋友来她所在城市开会，迫不及待地来看小刘，朋友在医院的餐厅等小刘下班，小刘得知朋友在餐厅等自己，于是下班没顾得上换衣服，直接穿着护士服去餐厅见朋友，坐在餐厅里特别显眼，不大一会儿，餐厅经理走过来委婉地跟小刘说不能穿护士服进餐厅就餐，让她去换便装。

请思考：

（1）小刘的着装有什么不妥？

（2）以"不同场合的着装要求"在全班展开讨论。

在社交场合，服装在某种意义上好似每个人手持的一封无言的介绍信，时时刻刻向自己的每一个交往对象传递着各种信息。美国心理学家彼德·罗福甚至认为：一个人的服装并不是只表露了他的情感，而且还显示着他的智慧。一个人的衣着习惯往往透露出他的人生哲学和人生观。莎士比亚则进一步强调"服装往往可以表现人格"。古人常说"人靠衣装马靠鞍"，说明了服装对人的重要性。人的着装最直接最明显地以静态语言的方式传达出一个人内在的文化素质，审美情趣的高低与雅俗，以及其身份地位等信息。著名的意大利影星索菲亚·罗兰就曾深有感触地说过：你的服装往往表明你是哪一类人物。它们代表着你的个性。一个和你会面的人往往自觉不自觉地根

 Note

据你的衣着来判断你的为人。在工作场合穿职业装是身份和地位的象征。护士的着装,不仅体现护士的职业特点,还应体现出护士着装的礼仪。饰物对于人们的穿着打扮,尤其对于服装,只起着辅助、烘托、陪衬、美化的作用。饰物可以使用,也可以不使用,但从审美的角度来看,它与服装、化妆一道被列为人们用以装饰、美化自身的三大方法之一。在社交场合,饰物尤为引人注目,并发挥着一定的交际功能。

第一节　服饰的基本礼仪

一、服饰概述

　　服饰,是人类文明的标志,又是人类生活的基本要素。服饰,是对人们所穿的衣服、佩戴饰物的总称。从宏观上讲,服饰是一种文化、一种精神、一种文明,它能够反映一个民族、一个国家的文化素养、精神面貌和物质文明发展的程度;从微观上讲,服饰以一种无声的语言来表达一个人的气质、性格、修养、社会地位、文化品位、审美情趣和价值趋向等,也能表现出一个人对自己、对他人以至于对生活的态度。俗话说,三分长相,七分打扮,说明服饰是仪表的重要组成部分。大方得体的服饰是一种无形的魅力,可增加一个人的仪表美、气质美,能在人际交往中塑造良好的第一印象。所以在日常工作和交往中,尤其是在正规的场合,如何穿着打扮越来越引起现代人的重视。作为一名护理工作者,着装也很重要,有必要学会服饰穿着的得体、和谐、文明、整洁。

(一)服饰的功能

　　中国人习惯把日常生活概括为"衣食住行",将服饰排在第一位,可见它在生活中的重要性。

　　1. 实用功能　御寒和遮体是服饰的首要功能,也是最重要的功能。从古至今,无论社会如何进步、服饰如何发展,实用的功能总是最基本的,这已是不争的事实。遮体的功能也是亘古不变的。远古时代,人类大多裸露在寒暑无定的自然环境中,饱受日晒雨淋、风袭雪侵之苦。山野之中,荆棘丛生,乱石突兀,为了躲避风寒日曝、蚊叮虫咬,葛叶、兽皮等物品便成为人类保护身体的最好服饰;为了避免木刺石锥的伤害,以便更有效地在丛林乱石中奔跑,在杂草堆中、荆棘丛里觅食,人们又在手腕上、脚上裹以护腕护腿加以防护。至今在西南地区仍可见这类装束,特别是彝族的羊皮褂,具有御寒作用。羊皮褂平时穿用时毛向里,可保暖御寒,抵御风霜;雨天穿时毛朝外,可以防雨;睡觉时铺于床面或盖于被上,均有保暖防潮功效;短途赶集或上山下地时,用以垫背,可作劳动保护用品。在现代,冬天的羽绒服、棉衣,均具有御寒遮体作用。

　　2. 审美功能　服饰具有美化的功能,有着审美的特征。西汉初年韩婴在《韩诗外传》里说:"衣服容貌者,所以悦目也。"强调了服饰的审美功能。还有俗语"人要衣装,佛要金装",同样是说服饰审美功能的重要性。类似的还有"人要漂亮,全靠衣装",也说明了服饰可以美化身体,这是人类共同的愿望。著名美学家马克斯·德索在评价服饰时认为,在气候和温度达不到必须穿衣服的时候,衣服就像装饰品那样被穿戴着,即服装具有极强的装饰人体的作用。在现代,由于服装制作工艺的提高,织物色彩的增多,以及服装面料种类的不断开发,人们能够充分利用服饰达到美化人体的目的,即通过对服装款式、色彩、工艺、质地、饰物的变化,使人产生一种视觉差,从而达到美化人体、强化美感和扬长避短的美学效果。

3. 角色功能 随着社会的不断发展,服饰已成为区别人们职业、身份、地位的标志之一。从古至今,一些特殊行业和职业,常以特殊标记的服装表明着装人的社会角色,如军服、警服、护士服等工作制服,以及与服装配套的各种徽、章、标记等。此外,在一定场合和历史条件下,服饰的颜色、款式、质地、饰物等,则是着装人身份、地位的象征。

4. 表达功能 服饰的款式、质地、颜色,在社会交往中常以静态无声的形式,表现出一个人甚至一个国家、一个民族的经济状况、思想观念、社会背景以及个性特征。在一般情况下,思想观念的保守或开化、新潮或陈腐,都可以从服装的款式、色彩等方面表现出来。另外,经济状况越好,服装的款式越讲究,制作工艺越精致,质地越高档。20世纪末,东方的典雅与恬静,纯朴与神秘,开始成为全球性的时尚元素,华服成为海内外华人自豪的象征。如今的华服,并不完全是纯正的中式袄褂,很多女式华服已经时装化:上身是一件印花或艳色棉布镶边立领袄,下身配牛仔裤和一双最新流行款式的皮鞋,既现代又复古。此外,服装款式、色彩的不同搭配也能反映出着装人的不同情绪和情感。换言之,人们可以借助服装表达自己的不同情绪和情感。如情绪兴奋和情感美好时,服装的款式往往新颖,服装的颜色往往鲜亮;反之,则款式正规甚至古板,颜色暗淡。

(二) 服装的三要素

服装是由面料、色彩、款式这三项基本要素组成的。

1. 服装的面料 面料就是用来制作服装的材料。作为服装三要素之一,面料不仅可以诠释服装的风格和特性,而且直接左右着服装的色彩、造型的表现效果。在正式的社交场合穿的服装,宜选纯棉、纯毛、纯丝、纯麻制品。以这四种纯天然质地面料制作的服装,大都档次较高,穿着舒适、吸汗透气、悬垂挺括、视觉高贵、触觉柔美。棉布多用来制作时装、休闲装、内衣和衬衫。其优点是轻松保暖,柔和贴身,吸湿性、透气性甚佳。它的缺点是易缩、易皱,外观上不大挺括美观,在穿着时必须时常熨烫。呢绒,又称毛料,它是各类羊毛、羊绒织成的织物的泛称。它通常适用于制作礼服、西装、大衣等正规、高档的服装。它的优点是防皱耐磨,手感柔软,高雅挺括,富有弹性,保暖性强。它的缺点主要是洗涤较为困难,不大适用于制作夏装。丝绸,是以蚕丝为原料纺织而成的各种丝织物的统称,与棉布一样,它的品种很多,特性各异。它可被用来制作各种服装,尤其适合用来制作女士服装。它的长处是轻薄、合身、柔软、滑爽、透气,色彩绚丽,富有光泽,高贵典雅,穿着舒适。它的不足之处则是易生皱褶、不够结实、褪色较快。麻布,是以大麻、亚麻、黄麻、剑麻等各种麻类植物纤维制成的一种布料,一般被用来制作休闲装、工作装,目前也多以其制作普通的夏装。它的优点是吸湿、导热、透气性甚佳。它的缺点则是外观较为粗糙、硬挺。

2. 服装的色彩　在服装的三个要素中,色彩是首个要素,色彩在服装设计学中有着重要的作用。色彩产生的刺激最快速、最强烈、最深刻,所以被称为"服装的第一可视物"。人们在穿着服装时,在色彩的选择上既要考虑个性、爱好、季节,又要兼顾所处的场合和他人的观感。在服装的色彩选择上要想获得成功,最重要的是要掌握色彩的特性、搭配、调节以及正装的色彩选择这四个方面的问题。

(1)色彩的特性:色彩是由于光的作用而产生的。太阳光照射到不同的物体上,由于光的作用和不同物体对光的不同吸收率和反射率,因而产生了丰富的色彩,也就是我们所见到的物体色彩。从色彩的功能来看,它具有如下基本特性。①色彩的冷暖:色彩因色相不同,而使人产生温暖或寒冷的感觉。使人有温暖、热烈、兴奋之感的色彩,称为暖色,如红色、橙色、黄色、淡紫色,象征着太阳、火焰;使人有寒冷、抑制、平静之感的色彩,则称为冷色,如绿色、蓝色、深紫色,象征着森林、大海、蓝天。通常把灰色、黑色、白色称为中间色。②色彩的轻重:物体表面的色彩不同,看上去会有轻重不同的感觉,这种与实际重量不相符的视觉效果,称为色彩的轻重感。感觉轻的色彩称为轻感色,如白、浅绿、浅蓝、浅黄色等;感觉重的色彩称重感色,如藏蓝、黑、棕黑、深红、土黄色等。色彩浅,使人有上升感、轻感。色彩深,使人有下垂感、重感。人们平日的着装,通常是讲究上浅下深。③色彩的软硬:色彩的软硬感也与明度有关,色彩的明暗变化的程度,被称为明度。明度高的色彩给人以柔软、亲切的感觉。明度低的色彩则给人坚硬、冷漠的感觉。另外软硬感还跟色彩的纯度有关,色彩鲜艳明亮的程度,称作纯度。色彩纯度越高,就越鲜艳纯粹,并给人以软的感觉。色彩纯度越低,就越为深、暗,并给人以硬的感觉。在着装时,可利用色彩的软硬感来创造舒适宜人的色调。④色彩的缩扩:色彩的波长不同,给人收缩或扩张的感觉也有所不同。一般而言,冷色、深色属收缩色,暖色、浅色则为扩张色。在服装色彩方面,前者使人苗条,后者使人丰满,两者都可使人在形体方面扬长避短;要恰当运用,否则会使着装者在形体上出丑。

(2)色彩的搭配:服装色彩搭配得当,可使人显得端庄优雅、风姿卓著;搭配不当,则使人显得不伦不类、俗不可耐。要科学巧妙地利用服装色彩的神奇魔力,得体地打扮自己,需要掌握服装色彩搭配技巧,常有下述方法可循。①统一法:也称同种色相配,即把同一色相、明度接近的色彩搭配起来。如深红与浅红、深绿与浅绿、深灰与浅灰等。这样搭配的上下衣,可以产生一种和谐、自然的色彩美。它适合于工作场合或庄重的社交场合着装的配色。②对比法:红与绿、黄与紫、蓝与橙、白与黑都是对比色。对比的色彩,既有互相对抗的一面,又有互相依存的一面,在吸引人或刺激人的视觉感官的同时,可产生出强烈的审美效果。它使着装在色彩上反差强烈,静中有动,突出个性。此法适于各种场合的着装配色。③点缀法:在某个小范围里,选用某种不同的色彩加以点缀美化。此法若运用得当,会有很好的效果。如红色与绿色是强烈的对比色,配搭不当,就会显得过于醒目、艳丽。若在红与绿衣裙间适当点缀一点白色、黑色或含灰色的饰物,使对比逐渐过渡,就能取得协调。这种方法主要适用于工作场合的着装配色。④时尚法:即在配色时酌情选用当时正在流行的某种色彩,引起人们的普遍关注。多用于普通的社交场合与休闲场合着装的配色。

（3）色彩的调节：①强调法：当服装的整体配色过于单调、乏味时，可加入某种较为强烈的色彩作为重点，使之产生紧张感、变化感。②平衡法：服装色彩过于深沉或淡雅时，往往会令人感到软弱无力，整体失衡。此刻可在保持个人风格的前提下，添加与之相反的色彩，进行调节。③分割法：当两种对比色过分强烈时，可运用其他较为协调的色彩，在其交界处对二者进行分割，以使其更为和谐。④渐变法：若两种色彩的配合不甚协调时，可在二者之间配以呈阶梯变化的色彩，使之形成有次序而又有层次的渐变。

（4）正装的色彩选择：正式场合穿着的正装，在色彩上要遵循一定规律。①三色原则：选择正装色彩的基本原则。正装的色彩一般应控制在三种以内，有助于保持正装庄重、保守的风格，并使正装在色彩上显得规范、简洁、和谐。正装的色彩若超出三种，一般都会给人以繁杂、低俗之感。②基本色彩：正装的色彩一般以单色、深色为主，并且应当无图案。最标准的套装色彩是蓝色、灰色、棕色、黑色。衬衫的色彩最佳为白色；皮鞋、袜子、公文包的色彩宜为深色，并以黑色为常见。正装的色彩若为多色、艳色，或有花哨的图案，则会使之发生"质变"。此点对男士尤为重要。

3. 服装的款式　服装的款式是指它的种类、式样与造型。款式的选择不仅与着装者的性别、年龄、体型、职业、爱好有关，而且受文化、习俗、道德、宗教与流行趋势的制约。选择社交场合服装时，对款式方面的要求更高。因为在服装三要素中，有关款式方面的礼仪规范最详尽、最具体、最严格。根据礼仪规范，选择服装的款式时，最重要的是要与其身份相呼应，维护形象，并且对交往对象不失敬意。

二、着装的基本原则和饰物的使用原则

着装指服装的穿着，既是一门技巧，更是一门艺术。着装实际上是一个人基于自身的阅历、修养和审美品位，综合考虑服装搭配技巧、流行时尚、所处场合、自身特点等方面，在力所能及的前提下，对服装所进行的精心选择、搭配和组合。每个人着装时，应根据自己的个性、爱好、情趣、体型、服装的功能等选择适当的衣服，扬长避短，以期通过服装来再现自我、展现自己的修养与品味。在选择服装时要遵循以下原则。

（一）着装的基本原则

1. TPO 原则　TPO 原则是当今世界上流行的一个协调着装的国际标准，其中 T（time），指时间，泛指早晚、季节、时代等；P（place），代表地点、场合、位置、职位；O（object），代表目的、目标、对象。TPO 的总体意思是指一个人的衣着打扮要兼顾时间、地点、目的三个要素。

（1）T：出席或参加某一活动时穿着打扮应富有时代特色，合乎季节时令，如夏天的服饰应以透气、吸汗、简洁、凉爽、轻快为原则；而冬天的服饰应以保暖、御寒、大方为原则。

（2）P：着装要与地点相适应，与环境相适应。无论在哪个国家或地区，无论置身在室内或室外，驻足于闹市或乡村，停留在国内或国外，身处于单位或家中，选择的服饰应注意与穿着的地点、环境相协调。例如，在海滨、浴场穿泳装是人们司空见惯的；但若穿着泳装去上班、逛街，则让人感觉怪异。在医院上班穿白大褂、在家休息穿家居

服、爬山穿户外装等,都是符合与地方环境相适应的原则。

(3) O:着装往往体现着一定的意愿,即着装留给他人的印象如何;着装应适应自己扮演的社会角色。参加学术会议应穿款式庄重典雅的服装,以显示参会者郑重,认真对待会议。

2. 适体性原则 与年龄相适宜,不同年龄阶段决定了所着装的风格和款式;与肤色相适宜,应根据肤色不同来进行搭配,从而起到相得益彰的效果;与体型相适宜,人们在着装时应根据自己的体型选择服装色彩和款式,这样才能为体型好的人锦上添花,使体型差一些的人扬长避短,隐丑显美;与职业身份相适宜,职业人士的着装应体现自己的职业特点。

3. 整体性原则 正确的着装要坚持整体性原则,各部位不仅要自成体系,而且还要相互呼应,应统筹考虑和精心搭配。若是着装的各个部分之间缺乏整体性,“各自为政”,美将不复存在。

4. 适度性原则 无论色彩、款式还是饰品的数量和修饰技巧,都要讲究适度性原则,自然适度,把握分寸,追求雕而无痕的效果。

5. 技巧性原则 着装时还应注意着装的技巧。不同的服装,有不同的搭配和约定俗成的穿着法。衣服要穿着得体又有品位,首先要先了解自己的体型,然后选择适当的款式、色彩、饰物等,展现优点,体现出自己的穿着风格。

(二)饰物的使用原则

饰物是指人们在着装时所选用、佩戴的装饰性物品。饰物的实用价值不是很强,甚至毫无实用价值。但能起到辅助、烘托、陪衬、美化的作用。与服装所不同的是,饰物可以使用,也可以不使用,但它与服装、化妆一道被列为人们用以装饰、美化自身的三大方法之一。在社交场合,饰物尤为引人注目,并发挥着重要的交际功能。

首饰是指佩戴在人身上的装饰品。本义仅指戴于头上的装饰品,现泛指以贵重金属、宝石等加工而成的耳环、项链、戒指、手镯等。在较为正式的场合使用首饰时,通常应当恪守如下八条规则。

1. 数量规则 戴首饰时以少为佳,这是佩戴首饰的首要原则。没必要时,可以一件首饰也不佩戴。若有意同时佩戴多种首饰,则在总量上在三种以内为好。除耳环、手镯等成对的饰物外,戴的同类首饰最好不要超过一件,新娘例外。

2. 色彩规则 在色彩上力求同色。若同时佩戴两件或两件以上首饰,应使其色彩一致,戴镶嵌首饰时,应使其主色调保持一致;避免戴几种色彩斑斓的首饰,把自己打扮得像棵“圣诞树”。

3. 质地规则 质地上争取同质,若同时佩戴两件或两件以上首饰,应使其质地相同。戴镶嵌首饰时,应使被镶嵌物质地一致,托架也应力求一致。另外还须注意,珠宝等质地高档的饰物,多适用于隆重的社交场合,不适合在工作、休闲时佩戴。

4. 身份规则 身份规则是要令其符合身份。选戴首饰时,不仅要符合个人爱好,更应使之服从于本人身份,要与自己的性别、年龄、职业、工作环境保持大体一致。

5. 体型规则 选择首饰时,应充分重视自身的形体特点,努力使首饰为自己扬长避短。如圆脸型者可以佩戴长的耳坠加以修饰,而应避免戴圆形的耳环等。

6. 季节规则 所戴首饰应与季节相吻合。一般而言，金色、深色首饰适于寒冷季节佩戴，银色、艳色首饰则适合温暖季节佩戴。

7. 搭配规则 要尽力使首饰和服饰相协调。首饰，应视为服装整体中的一个部分。佩戴时要兼顾穿着服装的质地、色彩、款式，并努力使之相互般配。

8. 习俗规则 戴首饰时要遵守习俗。不同的地区、不同的民族，佩戴首饰的习惯多有不同。对此一是要了解习俗，二是要尊重。

三、不同场合的着装

1. 公务场合 着装要端庄、大方，不要强调个性、时尚。通常穿深色的套装或制服，所有纽扣应扣好。男士穿西装，最好搭配浅色衬衫、深色袜子、黑色皮鞋及根据场合搭配适宜颜色的领带。

2. 应酬场合 包括聚餐、舞会、晚会等交际场合。在这些场合中，着装应强调时尚和个性。可以穿当季流行的时装、精美的礼服及民族服饰。最好不要穿制服或休闲服。

3. 休闲场合 休闲场合的着装以舒适、自然为主。如穿着太正式会让人产生距离感和压抑感。居家休息，以舒适为基本原则。居家服和睡衣适合在家里活动，但切忌把睡衣穿到大街上去。健身运动时，应着运动服，方便运动，且应在运动结束后，马上清洗，避免因流汗而产生异味。

4. 社交场合 音乐会、宴会等都是重要的社交场合。音乐会在国外是非常优雅的文艺活动。所以赴音乐会的着装都比较正式，而国内相对国外来说重视程度没那么高，但是也一定不能着装太随便。很多音乐会礼堂都禁止穿背心和拖鞋的人进入。参加宴会时女士要穿裙装，而且长裙要过膝；穿长裤不符合礼仪规范，会被认为过于随意。正式场合不能穿凉鞋。

在我国，正式的社交场合的女士礼服是旗袍，旗袍也非常适合中国女士的体型和气质。穿旗袍时，鞋子、饰物要配套，应当佩戴金、银、珍珠、玛瑙材质的项链、耳坠、胸花等。宜穿与旗袍颜色相同或相近的高跟或半高跟皮鞋。裘皮大衣、毛呢大衣、短小西装、开襟小毛衣和各种方形毛披肩可与旗袍配套。

5. 特殊场合 参加婚礼和葬礼等场合也有特别的着装要求。

（1）参加葬礼：原则上只能穿黑色或者深灰色服装，切不可过于鲜艳，以表示对死者和死者家属的尊重。此外，不宜佩戴饰品，更不宜涂抹口红。

（2）参加婚礼：应该穿着喜庆和漂亮，但是一定不能穿白色的纱裙，以免和新娘撞衫，而国内的婚礼往往中西合璧，因此也要避免穿红色的衣服，其他的颜色和款式漂亮的衣服都可以，但切忌喧宾夺主。

总的来说，不同场合的着装要求归纳起来为以下四点：符合身份、扬长避短、区分场合、遵守常规。禁忌过于杂乱、过于鲜艳、过于暴露、过于短小、过于紧身。

第二节　护士职业着装礼仪

一、护士服装

护士服装的演变源于公元 9 世纪,那时,已有"修女应穿统一服装,且应有面罩"(后改为帽子)的规定。真正的护士服装应该起始于南丁格尔时代,也就是说,19 世纪 60 年代始有护士服问世。南丁格尔首创护士服装时,以"清洁、整齐并利于清洗"为原则。样式虽有不同,却大同小异。此后,世界各地的护士学校皆仿而行之。如美国许多护士学校的服装各具特点,样式不一,且要求在政府注册,彼此不准仿制,并规定不许着护士服上街或外出等。欧洲对护士服的限制则宽松得多。

20 世纪初,护士服陆续在我国出现。此后,随着社会的发展与变迁,颜色与样式亦不断完善。因护士服装为传统的白色,而我国社会习俗不尚白色,且白色为国人所忌,因此,颜色的选定成为最初护士服的主要难题。于是,女护士改着粉红色衣裙,男护士着蓝色长衫。当时发辫尚在流行,女护士的发梢上系一根红头绳,倒也十分别致。四川和其他一些省的习俗以头上戴白为丧,因此,对护士帽的戴用异议颇多,一时难以统一。20 世纪 20 年代后,随着陈规陋习的破除,护士帽被赋予高尚的意义,代表护士的职业,寓意着健康与幸福等。此后,护士帽的戴用成为常规,而且只有正式护士才能戴护士帽,才有资格为患者做护理工作。不过对于男护士而言,护士帽可戴可不戴。当时,我国各地护士学校的服装因风俗不同、气候不一很难统一。但在护士服装样式的设计上却都以庄重、严肃为主,因为护士职业在中国尚有很多人不是很了解,若着装怪异、滑稽,势必引起大众议论与轻视。护士服装不但要体现美观、大方、清洁、合体,更应表现出护士沉稳平和的气质。

20 世纪 20 年代的各地医院里,护士与护生服装的区别在于样式相同,颜色不一。护生为蓝色,毕业护士为白色。护士着装时,要求其鞋、袜、裤的颜色均为全白或全黑,并规定护士除佩戴中华护士会特别的别针外,一律不许佩戴首饰。1923 年时,协和护校护生服装改为浅蓝色衬衫与白裙,头戴一顶小方帽,这身素雅清淡的护士服装,使人看上去清爽干练。当时护生的服装与气质吸引了许多青年女性投身护士职业。

1926 年,第八届全国护士代表大会时,代表们讨论并赞成不论男女护士均应戴护士帽并着围腰。那时,北京各医院护士服样式为短白褂,外罩长坎肩(南方称背心),护生的长坎肩为蓝色,护士为白色。这种服装易做易洗,但袖口过大,对于操作甚为不便,甚至还将药瓶从架上带下,对于外科操作尤为不便。男护士服装为白长衫,受美国护理界影响,左袖上绣有校名;这种男护士服装常与当时旅馆及饭庄、茶房的长衫相仿,患者多有误会,因此决定改变样式。

1928年,第九届全国护士代表大会时,毕业于北平协和高级护士学校的林斯馨女士首先提出统一全国护士服装的建议,得到与会者的重视与响应,当即组成护士服装研究委员会,专门进行研究,其标准为简单、易洗、雅观、舒适、庄重并改变袖口过大等缺点,使护士操作更为方便。该委员会将重新设计的服装样式刊登在护士季报上,要求全国护士服装统一制作,此举为统一我国护士服装起了很大的推动作用。20世纪20年代末我国军政界人员以及律师、牧师都有统一规定的服装,以表明各自不同的职业。20世纪30年代后期,护士服装颇受年轻女性欢迎。毕业护士着素雅大方的护士服,护生为蓝衣、白裙、白领、白袖头、白鞋、白袜、白色燕尾护士帽,衣裙下摆一律离地25 cm,穿上统一制作的半高跟网眼帆布鞋,走路舒服、无声,许多护士一起走时,非常整齐而且十分精神。5·12国际护士节时,北京、上海、武汉、南京等地护士全部着护士服装参加纪念活动,其情其景庄严肃穆,使大家深切体会到护士形象的美好与护士职业的崇高、圣洁和荣誉。我国公共卫生护士的服装与医院护士不同,他们着深蓝色中国式裙褂,外加白硬袖口及领子,中西合璧,为当时大众所认可的最合时宜的样式。

1948年,中华护士会规定,护士必须穿白色服装及戴白帽,护生着蓝白两色,护理员不得戴帽,不可着蓝白两色服装。总之,护士、护生、护理员着装有着严格的区分。虽然有色护理服在行业中已经有了长足的发展,但白色制服仍然被广泛使用。护士穿着有带的黑色牛津鞋或白色牛津鞋,她们也可以穿绿色羊毛衫和白色长裤,戴帽子。护理事业发展到今天,护理模式发生改变,护士的服装也随之变换,改变意味着创新,创新意味着发展。长裙式的护士服逐渐被利落的短上衣替代,使得护理工作更高效和舒适。现在国际上还大量流行着分体式护士服,分体式护士服更大程度地方便了护士工作。

知识链接

护 士 帽

护士帽的原型是修女帽。最早在医院参与护理工作的是修女,她们虽然没有经过护理技能培训,但凭借奉献精神,给人们留下了美好印象。多数史料认为,第一顶"护士帽"是19世纪弗罗伦斯·南丁格尔戴的帽子。在世界各国邮票及照片中,南丁格尔的头上戴有一层薄薄布料,但不是真正意义上的护士帽。在1854年克里米亚战争时期,南丁格尔组织38名护士前往斯库台湖照护受伤的士兵,她要求所有护士在参加救治时都要佩戴护士帽。当时,这种源自修女的帽子,成为患者获得安慰的身份标识,护士成为他们在漆黑的夜里所等待的"提灯女神"。戴帽子最初的作用是为了清洁,把长发覆盖起来或包起来。克里米亚战争结束后,南丁格尔护士学校在圣托玛斯医院成立。当时对护士的着装就有严格要求,实习生必须戴上由南丁格尔辅助设计的短方形帽子。随着历史进展和医院发展以及护士发型的改变,护士帽也随之变化。早期护士帽在各国并不统一,出现过众多样式。最初为长帽,后方有布料,能覆盖护士大部分头发,甚至包住整个头。此后几经发展,成为现在大家熟悉的护士帽,也就是常说的燕尾帽。在 20 世纪初,燕尾帽快速风靡全球各国医院,成为护士制服不可分割的一部分,成为"白衣天使"的象征。之后,帽子设计成位于头的后方,帽子也变小了,有的仅仅覆盖头顶发髻,或变成了较小的平顶帽且颜色不同。随着第二次世界大战结束,服装工业迅速发展,护士帽的款式更加简洁大方。1960—1970 年,还出现了一次性的护士帽。如今,由于护士帽有易脱落、带来污染隐患等弊端,加之特殊岗位护士和男护士的出现,护士帽的象征作用变得大于实际作用。因此,近些年,一些国家和地区逐渐取消了护士佩戴护士帽的硬性规定,国内也有部分省市正在酝酿取消佩戴护士帽。无论如何,这些形式各样的护士帽曾经是"白衣天使"的象征,里面藏着的是护士职业的美丽与奉献,我们不应该遗忘!

二、工作着装的原则

1. 在工作岗位上应着护士工作服　在工作岗位上着护士工作服,不仅是专业的象征,而且能体现护理人员群体的精神风貌。护士工作服的设计充分考虑了护理人员所从事的职业身份,适合护理人员的工作环境,并与护理人员的工作职能相适应。护理人员在上班时必须穿工作服,非工作场合则不可穿,这是本职业最基本的要求。身穿醒目的护士工作服,不仅是对患者的尊重,而且便于患者辨认、询问、监督,同时也使护理人员有一种职业责任感和可信度,是敬业、乐业精神的具体表现。

2. 着工作服时要佩戴工作牌　护理人员身着工作服时,应同时佩戴标明其姓名、职称、职务的工作牌。这可促进护理人员更积极、主动地为患者服务,认真约束自己的言行,而且便于患者辨认、询问、监督。工作牌应戴在左胸上方醒目的地方,不应把工作牌反面佩戴或戴后塞于口袋内。当工作牌损坏或模糊不清时应及时更换。每一位护理人员应抱着对自己职业的神圣感、责任感、自豪感去工作,自觉地佩戴工作牌。

3. 保持护士服的整洁　护士工作服应清洁、整齐、无皱、庄重、大方、合体,无污渍、血迹,护士服要给人以整洁、干净、利落、明亮、整体美的感觉。护士工作服不是劳动保护服,它的清洁和整齐代表着护理人员的尊严和责任,显示护士职业的特殊品质。

4. 力求简约端庄　护士工作服的样式应以简洁、朴素、自然、操作时活动自如为原则。护理人员,在工作岗位上不宜留长指甲、涂指甲油、戴首饰、戴墨镜,不宜在自己的发型、服装上大做文章,不要涂抹味浓刺激的香水,不可装扮花哨、俏丽、怪异、离奇仪容,以免影响工作或使患者产生不良印象。要给人以端正、庄严、高雅的感觉。工作时可佩戴挂表于左胸口袋处,护理操作(如测量体温、脉搏、呼吸)、药物过敏试验、静脉输液时需用,最好是有秒针的指针式挂表。

三、护士职业着装的注意事项

1. 帽 护理人员的工作帽是职业的象征,有燕帽和圆筒帽两种。戴燕帽时,短发者,要求前不遮眉、后不搭肩、侧不掩耳;长发者,要求梳理整齐盘于脑后,且发饰素雅端庄(图4-1、图4-2)。燕帽要平整、无褶、挺立,戴正戴稳,佩戴高低适中,距发际4～5 cm,用白色发卡固定燕帽。戴圆筒帽时,应前达眉毛,后遮发际,将头发全部遮住,不戴发饰,封缝应置于脑后,边缘整齐。

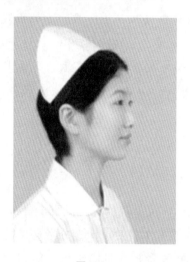 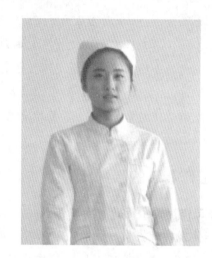

图 4-1   图 4-2

2. 衣 护士服以白色为主,根据不同科室的特点,也可选择不同的色彩,如淡蓝色、淡粉色、淡绿色等。我国卫健委设计的护士服多数是连衣裙式,给人以纯洁、轻盈、活泼、勤快的感觉。工作服面料应平挺、透气、不透明、易洗、易消毒。护士服分冬装和夏装,冬装配有白色长裤。穿护士服时,衣扣要扣齐,腰带系牢,内衣领边、袖边、裙边不宜露在护士服的外边。如有破损或污渍应及时更换(图4-3)。

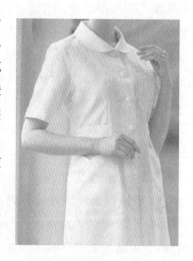

图 4-3

3. 鞋袜 护理人员工作鞋以白色或乳白色平跟或小坡跟为宜,行走时防滑、无响声。要求干净、穿着舒适,与整体装束协调。护士袜应以肉色或浅色为宜,袜口不宜露在裙摆或裤脚的外面。

4. 口罩 有一次性口罩、普通脱脂纱布口罩、医用防护口罩等。戴口罩时必须戴正,口罩上沿在鼻梁上方并且将口鼻完全盖住,四周不能留有空隙。注意:不能单耳悬挂口罩或将口罩悬挂在胸前。普通脱脂纱布口罩应及时换洗消毒,保持口罩的清洁美观,在使用中如果口罩被污染或受潮,要立即更换。摘下后将口罩清洁面向内折好,放在干净的口袋内备用。如为一次性口罩,使用后放垃圾袋中统一处理,不可反复使用。

学习检测

参考答案

一、单项选择题

1. 戴燕帽要距离前额发际（　　）。

A. 4～5 cm　　　B. 6～7 cm　　　C. 2～3 cm　　　D. 1～2 cm

2. TPO 原则中的时间原则是着装务必斟酌的,你认为下面哪项不属于时间原则？

（　　）

A. 适合时期的要求　　　　　B. 适合季节的更替

C. 适合不同的场合　　　　　D. 适合不同的年龄阶段

3. 下面对护士服穿着的叙述中,哪项不准确？（　　）

A. 整体装束力图简明端庄　　　B. 注意与其余服饰的搭配协调

C. 应该同时佩戴胸牌　　　　　D. 裙子下摆可以超出护士服下摆

4. 关于口罩佩戴,下列说法不正确的是（　　）。

A. 松紧适宜,遮住口鼻　　　　B. 及时清洗消毒

C. 一次性口罩不可重复使用　　D. 必要时可露出鼻孔

二、思考与实践

1. TPO 原则指的是什么？

2. 护士着装有什么要求？

第五章　护士仪态礼仪

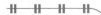

 学习目标

1. 掌握护士仪态礼仪的基本要求；了解各种仪态的礼仪禁忌和注意事项。
2. 能在职业实践过程中恰当运用仪态礼仪。
3. 具备良好的职业仪容、仪态礼仪风范；与人沟通交流时表情得体，具有亲和力。

情境导入

护士小王在某医院住院部工作，一向工作积极且认真的她一直得到患者及家属的肯定。这天，住院的患者特别多，小王为了节省时间并提高工作效率，在前往各病房的途中采取小跑形式，横冲直撞，好几次冒冒失失地撞到了患者或家属。忙碌的工作后，她为了使自己舒服些，穿着护士服的她靠在工作站的椅子上，将鞋子脱下，盘腿坐在椅子上，顿时觉得舒服多了。此场景碰巧被巡视的护士长看到了，她严厉地批评了小王。

请思考：

（1）护士拥有良好的仪态礼仪有哪些意义？

（2）护士的常用基本仪态有哪些基本要求？

第一节　基本仪态

护士的仪态美体现在日常工作中。训练有素的举止能显示出护士良好的素质和职业特点，并给人留下温和、善良、仁爱的"白衣天使"形象。

一、手势

手势,是指通过手和手指活动所传达的信息。手势是行为举止的重要组成部分,做得得体适度,会在交际中起到锦上添花的作用,可以增强情感的表达。

（一）基本手势

1. 垂放　最基本的手势,多用于站立之时,方法是:①双手自然下垂,掌心向内,叠放或相握于腹前;②双手伸直下垂,掌心向内,分别贴放于大腿两侧。

2. 背手　多用于站立、行走之时,既可以显示权威,又可以镇定自己。方法是:双臂伸到身后,双手相握,同时昂首挺胸。

3. 持物　用手拿东西,既可以用一只手,也可以用双手。特别需要注意的是,持物时动作应自然,五指并拢,用力均匀,轻拿轻放。不应跷起无名指与小指,显得花哨扭捏,而且容易伤手、持物不稳。

4. 鼓掌　用以表示欢迎、祝贺、支持的一种手势,多用于会议、演出、比赛或迎候嘉宾时。方法是:将右手掌心向下,有节奏地拍击掌心向上的左掌,必要时应起身站立。一般双手齐胸表示诚意和尊重;低于腰间容易被误会为缺乏诚意。

5. 夸奖　主要用以表扬他人。方法是:伸出右手,跷起拇指,指尖向上,指腹面向被夸奖者。但应注意,如将右手拇指竖起反向指向他人,则有自大和藐视之意。也不宜自指鼻尖,易有自高自大、不可一世之嫌。

6. 指示　用以引导来宾、指示方向的手势。方法是:将右手或左手抬至一定高度,四指并拢,拇指微张,掌心向上。指示方向时,上身稍向前倾,面带微笑,眼睛看着目标方向并兼顾客人是否意会到目标。

7. 举手致意与挥手告别

（1）举手致意:身体直立,面向对方,面带微笑,手臂自下而上从侧上方伸出,掌心向外,五指并拢,指尖向上。多用于工作繁忙而无法向对方问候时。

（2）挥手告别:身体站直,用右手或双手,手臂向前平伸,与肩同高,掌心朝向客人,指尖向上,目视对方,挥动右手或双手直至对方在视线范围内消失。

（二）禁忌手势

1. 易于误解的手势　容易被他人误解的手势有两种:一种是出自个人习惯,但不为他人理解;二是因为文化背景不同,被赋予了不同含义的手势。比如,伸起右臂,右手掌心向外,拇指与食指合成圆圈,其余三根手指伸直,这一手势,在英美表示"好",在拉美则表示下流,不了解的人就很容易误会。

2. 不卫生的手势　在他人面前搔头皮、掏耳朵、擦眼睛的分泌物、抠鼻孔、剔牙齿、抓痒痒、摸脚丫等手势,均极不卫生,也非常不礼貌,应避免。

3. 不稳重的手势　在他人面前,尤其是正式场合,面对尊者和长者时,双手乱动、乱摸、乱扶、乱放,或者折衣角、咬指甲、抬胳膊、抱大腿等是不稳妥的手势,应当禁止。

4. 失敬于人的手势　掌心向下挥动手臂、勾动除拇指外的其他四指招呼别人、用手指指点他人,这些都是失敬于人的手势。其中指点他人,即伸出一只手臂,食指指向他人,其余四指握拢,有指斥、教训之意,尤为失礼。

二、站姿

站姿,又称站相、立姿,是人在站立时所呈现的具体姿态。站姿通常是一种静态姿势,是培养举止美的起点,是人的最基本姿势,也是其他一切姿势的基础。人际交往中,站姿是个人全部礼仪的根本点,如果站姿不标准,其他姿态根本就谈不上优美和典雅。

(一) 基本站姿

基本站姿指人们在自然直立时所采取的正确姿势,其基本要求:头正颈直,双眼平视,面带微笑,下颌微收,表情自然,沉肩并自然外展约 5°,挺胸收腹,立腰提臀,上肢双臂自然下垂,四指并拢,大拇指与之靠近,虎口向前并自然弯曲,中指贴裤缝。双腿立正并拢,双脚脚尖并拢或呈"V"状分开,张角约 45°。可根据不同站姿而变化。

由于性别差异,男女基本站姿略微不同。男性站立时,注意表现出男性稳健、英武、潇洒、强壮的风采,力求给人以"劲"的阳刚感,如图 5-1 所示。女性站立时,注意表现出女性轻盈、娴静、典雅的韵味,力求给人以"柔"的优美感,如图 5-2 所示。

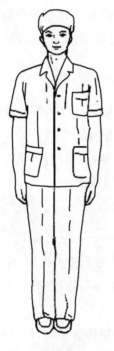

图 5-1　男性基本站姿

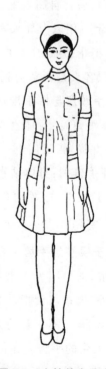

图 5-2　女性基本站姿

1. 男性其他常见站姿　男性站立时,一般应两腿平行,双脚分开,约与肩同宽,但不能超过肩宽。双臂自然下垂,右手可握左手手腕部上方,自然贴于腹部,或背在身后贴于臀部。如站立过久,可双脚轮流后退半步,身体重心轮流落在一只脚上,但上身仍同基本站姿。注意脚不可退太远,双腿不可分开过大,变换不可过于频繁,膝部不可弯曲。

2. 女性其他常见站姿　在基本站姿的基础上,女性可将一手轻握另一手(以露出被握手的四指指尖为宜),自然曲臂放于脐部。双脚可呈"V"字形,即双脚脚跟部并拢,脚尖分开 45°~60°,使身体重心穿过脊柱,落在两腿正中,如图 5-3 所示。双脚也可呈"丁"字形,即双脚呈垂直方向接触,其中一脚脚跟靠在另一脚足弓处;双脚间的角度也可以小于 90°,形成优美的小"丁"字步,如图 5-4 所示。

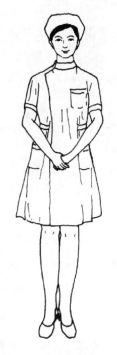

图 5-3　"V"字形站姿

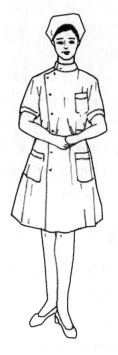

图 5-4　小"丁"字形站姿

(二)站姿禁忌

1. 身体不端正　站立时歪头、斜肩、弓背、含胸、挺腹、撅臀、屈膝等。

2. 手脚放置不当　站立时双手抱于脑后、手托下颌、双手抱胸前、肘部支于某处、双手叉腰、手放于衣服或裤子口袋里等,脚呈内"八"字,双腿叉开过大(女性尤应警惕),双腿交叉,随意蹬、踩、跨等。

3. 局部随意活动　站立时摇头晃脑、抖肩、转腰、双臂晃动;双手下意识做小动作,如玩弄衣服、医疗器械、咬手指甲等;双脚乱点乱画,用脚勾东西,脱鞋子"解放"脚,脚跟踩在鞋帮上或半脱不脱等。

4. 表现自由散漫　久站时,若条件许可,可坐下休息,但不能没站样,全身松散,如站立时随意靠、倚、趴等,呈无精打采样。

从站姿识别性格与心理

背脊挺直、胸部挺起、双目平视地站立:说明有充分的自信,给人以气宇轩昂、心情愉快的印象,属开放型。

弯腰曲背、略现佝偻样地站立:属封闭型,表现出自我防卫、闭锁、消沉的倾向,也表明精神上处于劣势,有惶惑不安或自我抑制的心情。

两手叉腰而立:具有自信心和精神上有优势的表现,属于开放型动作。对面临的事物没有充分心理准备时决不会采用这个动作。

别腿交叉而立:表示一种保留态度或轻微拒绝的意思,也是感到拘束和缺乏自信心的表现。

将双手插入口袋而立:具有不坦露心思、暗中策划、盘算的倾向;若同时配合有弯腰曲背的姿势,则是心情沮丧或苦恼的反映。

靠墙壁而站立:有这种习惯者多是失意者,通常比较坦白,容易接纳别人。

背手站立:多半是自信力很强的人,喜欢把握局势,控制一切。一个人若采用这种姿势处于人面前,说明他怀有居高临下的心理。

三、坐姿

坐姿,是人在就座之后所呈现的姿势。总体上讲,坐姿是一种静态姿势,相对站姿而言,是一种相对放松的姿势。在社交应酬中,坐姿是人们采用最多的姿势。

(一) 基本坐姿

基本坐姿指人们在坐定后所采取的正确姿势,其基本要求是:头正颈直,双眼平视,面带微笑,下颌微收,挺胸收腹,立腰,根据座位高低调整坐姿。较为正式的场合或有尊者在座时,坐下后臀部与座位接触面积约占座位的前 2/3,一般不可身靠座位背部。正坐之时,双臂自然下垂,双手应掌心向下(女性可将双手或叠或握)放于大腿上,或是放于身前的桌面上,也可一左一右扶住座位两侧的扶手;侧坐与人交谈时,宜将双手放于所侧一方大腿上。下肢可根据不同场合、不同座位和不同坐姿适当变化。

由于性别差异,男女坐姿略微不同。如坐立过久,可适当变换坐姿方式,但应注意变换不可过于频繁。

1. 男性坐姿

(1) 基本坐姿:适合较正式场合,上身与大腿、大腿与小腿均成直角,双手掌心向下,分别放于大腿上;双脚分开一拳左右,双膝分开,但不能超过肩宽,如图 5-5 所示。

(2) 大腿叠放式:适合非正式场合,双腿的大腿部分叠放在一起,叠放后位于下方的小腿垂直于地面,位于上方的小腿适当内收,脚尖宜向下,如图 5-6 所示。

2. 女性坐姿

(1) 基本坐姿:适合正式场合,上身与大腿、大腿与小腿均应成直角,双手掌心向

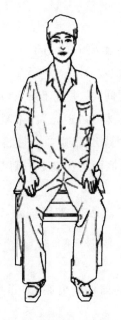
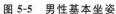

图 5-5 男性基本坐姿

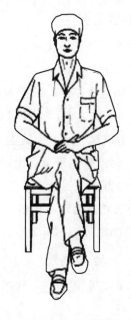

图 5-6 男性坐姿(大腿叠放式)

下,互握放于大腿上;双脚并拢,脚尖正对前方,双膝、双脚包括双脚跟部均需完全并拢,如图 5-7 所示。

(2)双腿叠放式:十分优雅的坐姿,适合着短裙时。两小腿完全一上一下交叠在一起,叠后两腿无缝隙,犹如一条直线。腿部与地面约成 45°夹角。

(3)双腿斜放式:适合着裙装,座位较低时使用。双脚并拢,向左或向右斜放,斜放后腿部与地面约成 45°夹角。

(4)前伸后屈式:优美的坐姿,双腿并紧,一脚向前伸出,一脚屈后,双脚脚掌着地,如图 5-8 所示。

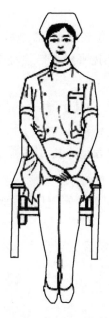

图 5-7 女性基本坐姿

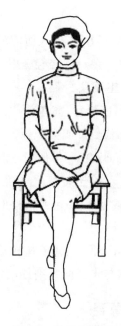

图 5-8 前伸后屈式

（二）坐姿禁忌

1. 身体不端正　头部靠椅背，身体向前趴伏。此种坐姿只能用于个人休息，不能用于工作场合。

2. 手脚放置不当　双手抱于腿上，或手夹在两大腿间，或手置于桌下，或手臂支于桌上等均不可取。双脚叉开过大，尤其是着裙装女性，这样易"走光"。架腿方式欠妥，如将一侧小腿驾于另一大腿上，中间留有大的空隙，即"跷二郎腿"，会显得过于放肆。两腿直伸出去，腿放于桌椅上，脚尖指向他人；脚跟接触地面脚尖跷起；脚蹬踏他物；均为不礼貌行为。

3. 局部随意活动　坐位时摇头晃脑、抖肩、转腰、双臂晃动、双腿抖动，以及自脱鞋袜、手触摸脚部等均不可取。

（三）入座与离座

入座，即走向座位直至坐下的整个过程，它是坐姿的前奏。离座，即起身离开座位的整个过程。

1. 入座要求

（1）入座位置：大庭广众之处就座，定要坐于椅、凳等常规位置，不能坐于桌上、窗台、地板等失礼的地方。

（2）入座顺序：与他人一起入座时，讲究礼让尊者，应注意就座先后顺序。若对方是尊长，应请其首先就座；若对方是平辈，即可同时就座。无论如何，抢先就座都是失态的表现。

（3）入座方位：正式场合，不论从正面、侧面或背面走向座位，均应讲究"左进左出"，即从左侧走向自己的座位，从左侧离开自己的座位。

（4）入座无声：整个入座过程中，应不慌不忙、动作轻柔、不发出任何噪声，体现个人修养。

（5）入座得体：他人面前就座时，应背对座位。若距座位较远，可右脚后移半步，腿部接触座位边缘后，轻轻坐下。着裙装女性入座时，应用手拢平裙摆后轻轻坐下。

2. 离座要求

（1）离座示意：离座前，若有旁人在座，须以语言或动作向其示意，然后方可起身离座。一蹦而起，可能会令旁人受惊扰。

（2）离座顺序：与他人一起离座时，应礼让尊者。若对方是尊长，应稍后离座；若自己是尊长，可首先离座；若身份相似，可同时起身离座。

（3）离座无声：起身离座时，应动作轻缓，避免"拖泥带水"，弄响座椅，或使椅垫掉于地上。

（4）离座得体：离开座椅后，先要采用"基本站姿"，站定后方可离去。不能起身便跑，或离座与走开同时进行，会让他人感觉过于匆忙。

四、蹲姿

蹲姿，即下蹲的姿势，是相对静止的一种体态。一般蹲姿使用时间不宜过久，否则会感觉不适。蹲姿多用于捡拾物品、帮助别人或照顾自己时,可显文雅美观。

1. 标准蹲姿

(1)高低式:男女均可使用,为最常用蹲姿。一脚在前,一脚在后,两腿靠紧下蹲,前脚全脚掌着地,小腿基本垂直于地面,后脚脚跟抬起,前脚掌着地,臀部要向下。女性应两腿靠紧,如图5-9所示,男性则可适度分开。

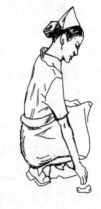

(2)交叉式:适于女性,尤其身穿短裙时更显优雅。下蹲时,右脚在前,全脚着地,小腿垂直于地面;左脚在后,前脚掌着地,脚跟抬起,左腿交叉重叠于右腿下,左膝由后下方伸向右侧。上身略前倾,臀部朝下,两腿前后靠近,合力支撑身体。

(3)半跪式:适于女性,又称单跪式蹲姿,是一种非正式蹲姿,多用于下蹲时间较长或用力方便时。下蹲后,一腿单膝点地,臀部坐于脚跟上,脚尖着地;另一腿应全脚着地,小腿垂直于地面。双膝同时向前,双腿同时尽力靠拢。

图5-9　女性基本蹲姿

2. 蹲姿禁忌

(1)突然下蹲:下蹲时速度切勿过快,尤其是行进中需要下蹲时,否则会令旁人受惊扰。

(2)距人过近:下蹲时,应与旁人保持一定距离。与他人同时下蹲时尤应避免"迎头相撞"。

(3)方位失当:正面面对他人或者背对他人下蹲,均为不礼貌行为。在他人身边下蹲,最好与之侧身相向。

(4)其他:例如蹲着休息、蹲在椅子上或者女性下蹲时双腿分开。

五、行姿

行姿,又称走姿,是人在行走之时所采取的具体姿势。行姿是一种动态姿势,是站姿的延续。

(一)行姿基本要求

行走时,应以正确的站姿为基础,并且全面兼顾以下几个方面,如图5-10所示。

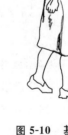

1. 身体端正,昂首挺胸　行走过程中,应面向前方,头正颈直,双眼平视,挺胸收腹,背、腰、腿部避免弯曲,使全身看似一条直线。

2. 起步前倾,重心于前　起步时,身体稍前倾,重心有意识地落在交替移动的前脚脚掌上。

图5-10　基本行姿

3. 脚尖前伸,步幅适中　行走过程中,向前伸出的脚应脚尖向前,不能向内(内"八"字)或向外(外"八"字)。步幅大小适中,基本保持一致。步幅指人们每走一步,两脚之间的距离。行走时最佳步幅应该约为本人一脚之长,即男性每步约40 cm,女性每步约 36 cm。

4. 直线行进，由始至终 行走过程中，走过的路径应为一条直线，同时克服行走时身体的左摇右摆，身体始终保持以直线的形态移动。

5. 双肩平稳，两臂摆动 行走过程中，双肩和双臂应自然，不可过于僵硬呆板。双肩应平稳，不可摇晃。双臂应自然、有节奏地前后交替摆动。摆动时，手应协调配合，掌心向内，手指自然弯曲。摆动幅度以 30°左右为宜，不能横向或同向摆动。

6. 全身协调，匀速行进 行走过程中，全身各个部位的举止应相互协调、配合。某一阶段中行进速度应均匀、有节奏感，整体让人感觉轻松、自然。

（二）行姿禁忌

1. 方向不定，瞻前顾后 行走过程中，方向需明确，不能忽左忽右，变化多端，也不能左顾右盼，尤其是反复回头注视身后，让人感觉心神不定。

2. 速度多变，奔来跑去 行走过程中，不能忽快忽慢，或者突然止步不前，让人捉摸不透。工作过程中若有急事，可以在行进时努力加快步伐，但禁忌突然奔跑，否则会令他人猜测不已，甚至导致患者情绪过度紧张，病情突发或加重。

3. 体不正直，步态不雅 行走过程中，避免颈部前伸，歪头斜肩，耸肩夹臂，挺腹含胸，甩动手腕，扭腰翘臀，弯膝盘腿，"八"字步态。

4. 悍然抢行，阻挡道路 大庭广众行走过程中，需顾及他人的存在，注意方便和照顾他人，选择适当的路线行走，与同时行进的其他人员保持一定距离，不能悠然自得缓步而行或多人并排而行，阻挡道路；人多路窄时，务必讲究"先来后到"，必要时"礼让三分"，让道于人，不能公然抢道，为人所耻。

5. 蹦蹦跳跳，制造噪声 工作场合行走过程中，务必要保持自己的风度，不宜情绪过分表面化。若一旦激动，蹦来蹦去或连蹦带跳，会让人产生不信任感。为使自己的行走无碍于他人，应有意识地悄然无声，落脚时不能过分用劲，走得"咚咚"直响；上班所穿鞋子宜平跟或小坡跟，不可穿过响的鞋子，否则走动时会发出令人厌恶的噪声，影响他人的休息。

知识链接

> **1. 靠右行走** 行走时尽量靠右行，不走中间，特别是多人行走时，不要并排行走，以免挡住道路，上下楼梯时更要坚持"右上左下"的原则，不要停留在楼梯上休息或与人交谈；陪同引导服务对象时应走在服务对象的左侧，若双方单行行进时，服务人员一般应在左前方 1 m 左右的位置。
>
> **2. 礼貌行走** 陪同服务对象行走时，如其不熟悉行进方向，一般不应请其先行，同时也不应让其走在外侧；行走时如与上级或就诊者相遇，要点头示意；如上级、就诊者迎面走来或上下楼梯时，要主动让路；与上级、就诊者一同行至门前时，主动开门，让他们先行，不能自己抢先而行；引导上级、就诊者时，让上级、就诊者走在自己的右侧；上楼时上级、就诊者在前，下楼时上级、就诊者在后；三人同行时，中间者为上宾。

第二节　护理工作中的仪态礼仪

优美的护士形象能给患者以美的享受,对疾病的治疗和康复有重要意义。护理工作中的体态语言有持病历夹、端治疗盘、推治疗车、搬放床旁椅、递接物品等。

一、持病历夹

病历是重要的医疗文件,护士工作中经常需使用病历或持病历夹行走。

(一)持病历夹的常见方法

在规范站姿或行姿的基础上,正确持病历夹可以体现护士工作的严谨、对医疗文件的重视,也可展示护士的仪态美。

1. 体侧式　病历夹正面向内,左手握病历夹右上边缘约 1/3 处,夹在肘关节与腰部之间,病历前缘略上翘。另一手自然下垂或随行走自然摆臂,如图 5-11 所示。

2. 阅读、书写式　病历夹正面向上,左手握病历夹上缘中部,托于前臂内侧,上臂靠近躯干,右手手指由病历夹下缘缺口处滑至边缘,向上轻轻翻开,便于阅读、书写,如图 5-12 所示。

3. 行走式　行走时用一手握病历夹中部自然下垂,使病历夹固定于手臂和身体中间,另一手臂自然摆动,如图 5-13 所示。

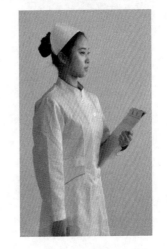

图 5-11　体侧式

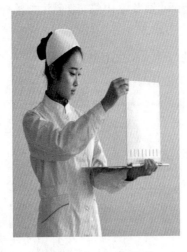

图 5-12　阅读、书写式

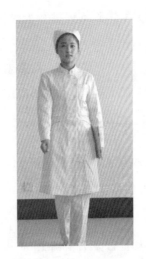

图 5-13　行走式

（二）持病历夹的注意事项

（1）不可随意拎着病历夹四处走动。

（2）病历夹使用完毕,应及时放回病历车,不可随意乱放。

二、端治疗盘

治疗盘是护理工作中最常用的物品之一,其优点在于较治疗车轻便。

（一）端治疗盘的具体要求

在规范的站姿或行姿的基础上,双手托起治疗盘外侧面,肘关节弯曲约 90°,拇指放在治疗盘的两侧面,其余手指托住治疗盘。双肘紧靠两侧躯干,治疗盘边缘离身体约一拳距离,托起的治疗盘呈水平状,如图 5-14 所示。行进中保持治疗盘重心平稳,如图 5-15 所示。

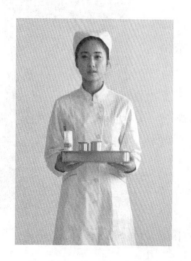
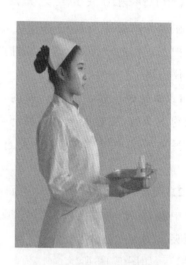

图 5-14　端治疗盘(正面)　　　　图 5-15　端治疗盘(侧面)

（二）端治疗盘的注意事项

（1）工作服不可触及治疗盘边缘,双手拇指不可触及盘内缘,避免污染治疗盘内治疗用物。

（2）持治疗盘行走时,路遇患者,应向侧面迈一小步,礼让患者。

（3）进出房间时,可用肘部轻轻推开房门,不可用脚踢门。

三、推治疗车

治疗车是护理工作中常用的物品之一,一般治疗车三面有护栏,无护栏一面设有抽屉,方便存放物品。

（一）推治疗车的具体要求

在规范行姿的基础上,护士位于治疗车无护栏一侧,双手扶住左右两侧车缘,上身微前倾,双臂均匀用力,把稳方向,步伐均匀,停放平稳,如图 5-16 所示。

（二）推治疗车的注意事项

（1）定期对治疗车进行保养，应用前应检查治疗车的完好性，推车行进过程中动作轻柔，速度适中，避免过快而发生噪声。

（2）行进过程中保持治疗车在视野范围内，随时观察车内物品，注意周围环境，保证物品安全，快中求稳。

（3）行进过程中，不可靠在治疗车边缘，遇到患者应将治疗车推至一侧，礼让患者。

（4）进房门前，应先将治疗车停稳，用手轻开房门后推车入室，不可用治疗车撞开房门。平稳进入房间后关闭房门，再推至病床前或治疗室进行治疗护理工作。

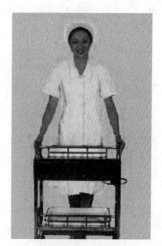

图 5-16　推治疗车

四、搬放床旁椅

床旁椅是床单位的物品之一，护士整理床单位或进行某些操作时常需搬放床旁椅。

（一）搬放床旁椅的具体要求

护士站于椅背旁，双脚前后适当分开，双膝一高一低，半蹲，同时手握住椅背下缘中部，将椅背夹于手臂与身体之间，另一手自然扶住椅背前上缘，起身前行到合适位置，同法放下。

（二）搬放床旁椅的注意事项

（1）搬放过程中动作轻柔，避免在地面上拖拉椅凳，或碰撞其他物品而发出噪声。

（2）搬放过程中力求姿势优美，同时注意节力原则。

五、递接物品

护士工作过程中无论是与患者还是工作伙伴之间常需递接各种物品。若不注意正确应用，可能会影响人际关系，甚至导致他人受伤害。

（一）递送用物的注意事项

（1）递送用物时用双手为宜，不方便用双手时，须用右手以示尊敬。

（2）递给他人用物时，应主动上前，走近接物者，直接交到其手中。

（3）递送有文字的用物时，应正向对方，方便他人。

（4）递送带刃、带尖或其他易伤人物品时，不能将危险面朝向他人，应朝向自己或他处，必要时使用托盘。

（二）接取用物的注意事项

（1）接取用物时应目视对方，不能只顾物品。

（2）用双手或右手接取，禁忌单用左手。

（3）必要时应起身站立或主动走近对方。

（4）对方递过物品时，再伸手接取，切勿操之过急，否则有抢取用物之嫌。

参考答案

学习检测

一、单项选择题

1. 佩戴燕帽正确的做法是（　　　）。

A. 帽檐距前额发际 2～4 cm　　　B. 用白色发卡于帽前固定

C. 长发可梳成马尾于脑后　　　　D. 前额可留长刘海遮挡眉眼

2. 护士站姿应自然、优雅。下列哪种做法应避免？（　　　）

A. 挺胸、收腹，目视前方　　　　B. 双手自然垂放或插在口袋中

C. 双手相握于腹部　　　　　　　D. 腿脚并拢或呈现"丁"字形

3. 护士基本站姿取正立位时，两脚尖之间的张角约为（　　　）。

A. 15°　　　　B. 30°　　　　C. 45°　　　　D. 90°

4. 在较为正式的场合，或有位尊者在座时，通常坐下之后臀部占据椅面的（　　　）。

A. 1/3　　　　B. 1/2　　　　C. 2/3　　　　D. 3/4

5. 在正式场合就座时应讲究方位，其原则是（　　　）。

A. 右进右出　　　B. 左进左出　　　C. 右进左出　　　D. 左进右出

6. 行走时应脚尖前伸，步幅适中。正常步幅应为（　　　）。

A. 半脚长　　　B. 一脚长　　　C. 一脚半长　　　D. 两脚长

7. 护士在推治疗车时，其重心应当集中于（　　　）。

A. 下肢　　　　B. 前臂　　　　C. 脚　　　　D. 手

8. 护士在抢救患者时，应采取的行姿为（　　　）。

A. 行步　　　　B. 快行步　　　　C. 跑步　　　　D. 小跑步

二、思考与实践

1. 患者，胡某，男性，49 岁，不幸被确诊癌症晚期，护校毕业生李某是分管护士，他的家属来了解病情，问："护士，我爸爸得的是什么病？"李某微笑着告诉他："你爸爸患的是癌症，还有半年可以活。"家属失声痛哭。

（1）上述护患沟通是成功还是失败？

（2）李某与患者沟通时犯了哪些禁忌？她应该如何去做？

2. 产科病房接收了一位感染 H1N1 甲型流感病毒的孕妇，责任护士在操作时，应该怎样做才能既保证孕妇的安全、维护其尊严，又能做好自我防护，杜绝院内感染的发生？

Note

第六章 护士言谈礼仪

学习目标

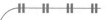

1. 掌握护理工作中的言谈基本礼仪、护理工作中的言谈技巧、护理工作中的礼貌用语。

2. 能在职业实践过程中恰当运用言谈的基本礼仪和技巧。

3. 具备良好的职业言谈礼仪风范,培养良好的职业素养。

扫码看课件

情 境 导 入

　　一位即将分娩的产妇,由于恐惧、宫缩阵痛,不停地呻吟,痛不欲生,心情坏到了极点。助产士张某若无其事地在产妇身边走来走去,还不时地训斥道:"叫什么叫啊!还生不生了,怕疼就别生孩子啊?"这时一位年纪稍长一点的护士王某径直走来,轻轻抚摸着待产妇的肚子,同情地说:"再忍忍,过了这关,做了妈妈就好了!"

　　过后,这位产妇对朋友说:"当时我多么需要一句安慰的话啊,哪怕是一个同情的目光。可是助产士张某的训斥令我烦透了,同样是女人、是护士,王护士所说的话和她的眼神却让我感动万分,给我力量,令我终生难忘。"

　　请思考:

　　(1)语言修养在人际沟通和在建立和谐的护患关系中有什么样的作用?

　　(2)护士的言语对患者的治疗起着什么作用?

　　言语和谈吐简称言谈,是指人们为了某种目的在一定的语境中以口头形式运用语言的一种活动,是言谈主体的知识、阅历、教养、聪明才智和应变能力的综合体现。

　　言谈在护理工作中具有至关重要的作用,是人与人之间情感连接的主要桥梁,在建立和维持人际关系中具有重要作用。无论是护患关系的建立,还是医护关系、护际关系的发展,均依赖于有效的言谈。在护理工作中,言谈同样是护士与其他医务工作者、患者之间情感连接的主要纽带。因此,掌握一定的言谈礼仪对护理工作的开展有重要作用。

第一节　言谈中的基本礼仪

在人际交往中,为了获得较好的言谈效果,首先需要了解言谈的特点和一些基本礼仪。

一、言谈的特征

(一) 普遍性

在生活中,许多礼仪是不随人的意志为转移的,它的存在本身具有很强的普遍性,无时无刻不约束着人们的行为规范,反映着人们对真善美的追求愿望。例如,最简单的问候语"你好""再见"等,几乎是全世界通用的一种问候礼节,具有绝对的普遍性。

(二) 规范性

规范性是交际礼仪的本质特点。它告诉人们应该怎样做,而不应该怎样做;怎样做是对的,怎样做是错的。例如,人们见面时相互问候,告别时说"再见",而不是恶语相向或是沉默不语。

(三) 时代性

时代的特色对文化的冲击是巨大的,可以说,每个时代的文化正是时代变迁的缩影,20 世纪 70 年代初期的打招呼,中国人见面往往就问"吃了没有?",时下最新的打招呼用语则是:"最近去哪儿玩了?"

(四) 地域性

中国人吃饭有个习惯,为了对别人表示尊重,就给他夹菜,但是国际礼仪是绝不允许的,国际礼仪讲让菜不夹菜。

(五) 发展性

时代总在不断地前进,礼仪文化也不是一成不变的,而是随着社会的进步而不断发展。一方面,礼仪文化随时代的不断进步而时刻发生着变化;另一方面,随着国家对外交往的不断扩大,各国的政治、经济、思想、文化等诸种因素的互相渗透,我国的传统礼仪自然也被赋予了许多新鲜的内容。

二、言谈中的礼仪要求

语言是组织交谈的载体,交谈者对它理当高度重视、精心斟酌。在语言方面要注意措辞、语音等。

(一) 语言要礼貌

语言是人们交流思想、达到相互了解的工具,也可以说是思想的外壳。通过语言,还可以看到一个人的精神境界、道德情操、志向爱好等。所以,文雅的语言是尊重他人的具体表现,是友好关系的敲门砖。

因此,在言谈中,一定要使用文明优雅的语言。诸如粗话、脏话、怪话、气话等语言,绝对不宜在言谈中使用。同时,在言谈中应多使用礼貌用语,如"您好""谢谢"等,这也是博得他人好感与体谅的最为简单易行的做法。

（二）语言要准确

在言谈中,语言必须准确,否则不利于言谈双方彼此间的沟通。要保证语言的准确,必须要注意以下几个方面。

1. 发音准确　在交谈时,要求发音标准,不能读错音、念错字;发音要清晰,不能口齿不清、含含糊糊;同时,音量要适中。

2. 语速适度　在讲话时,应使语速保持匀速,快慢适中;语调平稳、柔和,避免过于尖锐。

3. 内容简明　在交谈时,应力求言简意赅,简单明白。这是交谈中重要的一点。

4. 少用方言　交谈对象若非家人、乡亲,则最好在交谈之中不要采用对方有可能听不懂的方言,否则会给对方造成不尊重之感;在多方交谈中,即便有一个人听不懂,也不要采用方言交谈,以免使其产生被排挤、冷落之感。

（三）谈话要掌握分寸

在人际交往中,哪些话该说,哪些话不该说,哪些话应怎样说才更符合人际交往的目的,都是交谈礼仪应注意的问题。一般来说,善意的、诚恳的、赞许的、礼貌的、谦让的话应该说,且应该多说;恶意的、虚伪的、贬斥的、无礼的、强迫的话语不应该说,因为这样的话语只会造成冲突,破坏关系,伤及感情。有些话虽然出自好意,但若措辞用语不当,方式方法不妥,好话也可能导致坏的效果。所以语言交际中必须对说的话进行有效的控制,掌握说话的分寸,才能获得好的效果。

（四）交谈注意忌讳

在一般交谈时要坚持"六不问"原则。年龄、婚姻、住址、收入、经历、信仰,属于个人隐私的问题,在与人交谈中,不要好奇询问;也不要问及对方的残疾和需要保密的问题。在谈话内容方面,一般不要涉及疾病、死亡、灾祸等不愉快的事情;不谈论荒诞离奇、耸人听闻、黄色淫秽的事情。与人交谈,还要注意亲疏有度,"交浅"不可"言深",这是一种交际艺术。

（五）交谈要注意姿态

交谈时除注意语言美、声音美之外,姿态美也很重要。首先要做到的是双方应互相正视、互相倾听,不要东张西望,左顾右盼。交谈过程中眼睛不应长时间地盯住对方的某一位置,让人感到不自在。交谈姿态不要懒散或面带倦容,哈欠连天,也不要做一些不必要的小动作,如玩指甲、弄衣角、搔脑勺、抠鼻孔等。这些小动作显得琐碎,不礼貌,也会使人感到你心不在焉,傲慢无礼。

（六）掌握言谈技巧

1. 双向交流　在言谈中应注意双向沟通，切忌一味宣泄自己的情感，而不去考虑交谈对象的反应；同时，在交谈中，要保证主题是双方都感兴趣的，不能只有一方侃侃而谈，而另一方则默默无言。

2. 礼让对方　在交谈之中，务必争取以对方为中心，处处礼让对方，尊重对方，尤其是要避免出现以下几种失礼于人的情况。

（1）不要始终独白：在交谈中要注意双向沟通、交流。不要一人独白，侃侃而谈，只管自己尽兴，而始终不给他人张嘴的机会。

（2）不要导致冷场：不要在交谈中从头到尾保持沉默，不置一词，使交谈冷场，破坏气氛。不论交谈的主题与自己是否有关，自己是否有兴趣，都应热情投入，积极参与。万一在交谈中因他人之故冷场，切勿闭嘴不理，而应努力救场，可转移旧话题，引出新话题，使交谈畅行无阻。

（3）不要随意插嘴：出于对他人的尊重，在他人讲话时，尽量不要在中途随意插嘴。的确需发表个人意见或进行补充时，应待对方把话讲完，或是在对方首肯后再讲。不过，插话次数不宜多，时间不宜长，对陌生人的交谈则绝对不允许打断或插话。

（4）不要与人抬杠：在一般性的交谈中，应允许各抒己见，言论自由，不作结论，重在集思广益，活跃气氛，取长补短。若无理辩三分，得理不让人，非要争个面红耳赤，你死我活，大伤和气，则是有悖交谈主旨的。

（5）不要否定他人：在交谈时，要善于聆听他人的意见，若对方所述无伤大雅，无关大是大非，一般不宜当面否定，让对方下不了台。

3. 神态专注　在交谈中，"听"的一方在交谈中应表现得神态专注，以示对另一方的最大尊重，应重视如下三点。

（1）表情要认真：在倾听时，要目视对方，全神贯注，聚精会神，不要用心不专，明显地显得走神。

（2）动作要配合：当对方观点高人一筹，为自己所接受，或与自己不谋而合时应以微笑、点头等动作表示支持、肯定，或暗示自己与之"心有灵犀一点通"。

（3）语言要合作：在对方"说"的过程中，不妨以"嗯"声或"是"字，表示自己在认真倾听；在对方需要理解、支持时，应以"对""没错""真是这么一回事""我有同感"，加以呼应；必要时，还应在自己讲话时，适当引述对方刚刚所发表的见解或者直接向对方请教高见。

4. 适可而止　与其他形式的社交活动一样，交谈也同样需要见好就收，适可而止，切忌夸夸其谈、口若悬河。一般来说，普通场合的小规模交谈，以半小时内结束为宜，最长不要超过 1 h，交谈的时间一久，交谈所包含的信息与情趣难免会被"稀释"。在交谈中一个人的每次发言，最好不要长于 3 min，至多不要长于 5 min。

知识链接

人际交往中具有魅力的重要字眼

一个字：请、您。

两个字：谢谢！您好！

三个字：不客气！您看呢？

四个字：要帮忙吗？

五个字：您做得很对！您说得真对！

六个字：真抱歉，我错了！对不起，请原谅！

九个字：我能帮您做些什么吗？

第二节　护理工作中的言谈礼仪

一、护理工作中的礼貌用语

礼貌性护患交往中应使用礼貌性的语言：①患者初到有迎声：如问候语"您好"；对患者的称呼要有区别、有分寸，应根据患者的年龄、职业、身份选择不同的称呼，切不可以床号代称呼。②护士接待患者时，要有礼貌地介绍自己，如"您好，我是您的责任护士，我叫×××，有事请找我"。③进行治疗有询问声：为患者进行治疗护理时，要采用商量的口吻，避免用命令式的语言。④操作失误有道歉声：如操作进行不顺利或有失误时，应向患者表示歉意。当完成一项操作，要感谢患者，如"谢谢您的配合，请好好休息吧"。⑤接听电话有问候声：如"您好！这里是××病区，我是护士××"等。⑥患者出院时应用适当的告别语言与之告别，如"定期复查""注意休息"等。

（一）接待新入院患者规范用语

1. 新患者持住院证来到护士站　护士站护士应站立以示礼貌，主班护士主动和患者打招呼。

（1）"您好，请问有什么事需要我们帮助吗？"

（2）"请坐，我是××病区护士××，请把住院证、病历本（医保手册）交给我，我马上为您安排床位住院。"

（3）"请您先称一下体重。"

（4）"给您安排的床位是××床，我现在送您去病房。"（护士帮忙提用物、扶送患者去病房）

（5）"这是您的床位，请您先躺下休息。"（护士协助患者躺下休息，取合适体位）"我为您测量一下体温、呼吸、脉搏、血压，请您配合我，好吗？"（不可以在护士站为患者

进行生命体征测量)

（6）"您的主管医生是××，我们病区护士长是××，您的责任护士是××。请您先休息一会，待会他们都会来看您的。"

（7）"您好，请您明天早晨 7：30 以前留取大小便标本，留好标本后请您放置在指定的标本柜内。"（详细告知如何留取大小便标本、标本柜位置）

（8）"您好，明早护士会为您空腹抽血，请您在抽血前不要吃东西、不要外出。"

（9）"为了保证您的治疗和安全，住院期间请您不要外出。"

2. 责任护士接待新患者

（1）"您好！我是您的责任护士×××，您可以叫我××，您有什么事可以随时找我。"

（2）"您刚到我们病房，我给您介绍一下病区环境（介绍开水房、配餐间、食堂等地点和就餐事宜），告知传呼机的使用方法、氧气设备带和住院期间的有关注意事项。"

（3）"您好！下面我给您讲解一下有关您的病情应注意的相关健康常识。"

3. 护士长接待新患者　病区护士长对每个住院患者都应做好自我介绍："您好，我是病区护士长×××，负责科室的护理管理工作。住院期间，您有什么困难，可以随时告诉我，我们会想办法尽量帮助您；希望我们的服务能让您满意！"

（二）护理操作规范用语

1. 晨间护理

（1）"早上好！昨晚休息得好吗？现在我帮你们进行内务整理，请大家协助我们保持病房内整洁，谢谢！"

（2）"您的床头柜上和床下用物太多，我帮您整理一下，暂时不用的物品请您先带回家去。"

（3）"您好，床单位舒适对您的康复是非常有利的，现在我帮您整理一下床单位，您方便下床吗？""好的，我先扶您下床坐一会儿，等我帮您整理好床铺后，再协助您到床上休息。"

（4）"您好，现在我要帮您洗脸（漱口、剪指甲、剃胡须等），请您尽量配合我，好吗？谢谢。"

（5）"为了保持病室的空气新鲜，现在我帮你们打开窗户通一下风，好吗？"（忌对流风）

2. 输液治疗

（1）"您好，您是××床的××先生/女士吗？"（尽量使用尊称）

（2）"我是××，今天由我来为您进行输液治疗，请您配合我，好吗？"

（3）"您今天要输×瓶液体，是××药物，作用是×××，大约需要×小时，您现在需要去卫生间吗？"

（4）"您别紧张，放松一点，打针时我会尽量轻一点，请配合我，好吗？"

（5）"输液速度已经调好，请不要随意调节，如果有任何不适感，请按传呼器，我也会经常来看您的！"

（6）"您的液体都输完了,拔针后请您休息一会儿再起床,起身动作不要太快,避免体位性低血压的发生。"

（7）"×××先生/女士,对不起! 刚才注射没有成功,我重新给您注射一次,好吗?"

（8）连续两次穿刺不成功,应说明:"实在对不起,这次注射又不成功,请您先休息一下,我去请另外一位老师给您注射,好吗?"

3. 晚间巡视

（1）"您好,我是晚班护士×××,现在来看您。今天感觉怎么样? 吃完饭没有? 晚上如果有事,请您按传呼器,我也会经常来看您的。"

（2）"对不起,病房需要安静,请您说话声音小一点(将电视音量调低一些),好吗?"

（3）"您好,患者需要休息了,请您先离开病区,谢谢!"

（4）"时间不早了,请您早点休息。我帮您把电视机、电灯关了,晚安。"

（三）手术前后护理规范用语

1. 手术前

（1）"您好,×××先生/女士,明天上(下)午×时医生准备给您做××手术治疗,现在我帮您进行术前皮肤准备,就是把手术部位以及周围皮肤的毛发剃掉,并清洁皮肤,防止手术切口感染,请您配合我,好吗?"

（2）"您好,×××先生/女士,为了您的手术顺利,请您×时开始不要吃东西,×时开始不要喝水。"

（3）"您好,×××先生/女士,请您不要紧张,为了您术前能休息好,医生给您开了术前药,请您将药物服用后早点休息。"

（4）"您好,×××先生/女士,昨晚休息得好吗? 现在我给您进行术前的导尿管留置,在插管时会有点不舒服,请您配合我,留管后请卧床休息,不要过多活动避免导尿管脱落。"

2. 接手术患者

（1）"您好,我是手术室护士××,请问您叫××名字? 您吃东西没有? 现在我接您去手术室做手术。"(查对病历)

（2）"请您不要紧张,手术期间我会一直守候在您身边的,请放心。"

3. 手术结束后　"×××先生/女士,谢谢您的配合,手术很成功,稍休息一会儿,我和医生送您回病房休息。祝您早日康复!"

4. 术后回病区

（1）术后回病房,护士主动迎接并安慰患者:"您的手术很顺利,术后护理由我负责,不要担心,我会经常来看您,您好好休息!"

（2）"如果有什么不舒服,请告诉我们,我们会帮助您的。"(告知患者或家属术后禁忌及注意事项)

（四）患者出院规范用语

（1）"××先生/女士,您可以出院了,请您(或亲属)到医技楼一楼出入院登记处办理出院手续。"

（2）"您好，这是医生给您出院开的药，请按说明服用。出院后请您注意休息，加强营养，适当活动。"（根据病情给予出院健康指导）

（3）"出院后，您有什么问题需要帮助的，请随时与我们联系，电话号码是×××。"

（4）"您好，谢谢您在住院期间对我们工作的理解与支持。您多保重，请慢走！"（护士站的护士起身，送患者至病区门外或电梯口）

二、护理工作中的禁忌用语

人与人交谈时，常常遇到的问题就是如何选择交谈的话题和内容，哪些话题可以谈，哪些应当避免。

（一）话题的选择

1. 交谈中宜选的话题　交谈中宜选的话题包括拟谈的话题、轻松愉快的话题、对方擅长的话题、格调高雅的话题等。

2. 交谈中忌选的话题　交谈中禁忌的话题包括涉及国家秘密和行业秘密的、涉及个人隐私和忌讳的格调不高的话题等。

（二）交谈禁忌

1. 交谈中应当注意"四不宜"

（1）不宜打断：当对方说话时，要等对方把话说完再接话，否则会被认为是没有教养的表现。

（2）不宜补充：每个人都有抒发情感、说出自己意见的权利。当别人表达个人看法时，最好的回应就是聆听。你可以发表自己的见解，但补充对方的话会让人误会，认为你比别人懂得多、喜欢出风头。所以，一般情况下不补充对方的话。

（3）不宜质疑：接受对方就不能质疑对方的言语，这是谈话双方相互信任的前提。

（4）不宜纠正：对方有阐述自己意见的权利，你也有表达观点的权利。除非是原则问题，一般情况下在别人阐述自己的意见时，不宜纠正对方。

2. 常见护理工作中的禁忌语

（1）不知道，去问医生。

（2）怎么了，又在叫！真烦人！

（3）动作快点！都像你这样我们整天不要干事了。

（4）家属不干，要家人陪着干什么？

（5）打针哪有不痛的，有什么好叫的！都怪你血管长得不好。

（6）你的静脉不好打，没有办法，打针总是痛的，叫什么？

（7）叫什么叫，没看我正忙着呢。

（8）我就这水平，你觉得不好找别人去。

（9）你不满意就到别的医院去。

三、护理工作中的称呼礼仪

称呼是在人与人交往中使用的称谓和呼语，用以指代某人或引起某人注意，是表达人的不同思想感情的重要方式。在人际交往中,选择正确、适当的称呼,可反映对交往对象的尊重程度,也可反映自身的素质,甚至还体现着双方关系发展已经达到的程度。护理人员无论在日常生活中还是临床工作中,恰当礼貌地使用称呼语是十分必要的。

(一)基本要求

在日常生活与工作中,称呼别人有以下基本要求。

(1)要采用常规称呼。常规称呼即人们平时约定俗成的较为规范的称呼。

(2)要区分具体场合。在不同的场合,应该采用不同的称呼。

(3)要坚持入乡随俗。要了解并尊重当地风俗。

(4)要尊重个人习惯。

(二)常用称谓

常用称谓如表 6-1 所示。

表 6-1　常用称谓

种类	称谓	对象	举例
一般性称谓	先生 夫人 小姐 女士	成年男性 身份较高的知识女性 已婚女性 未婚女性 所有女性,特别适用于不清楚对方是否已婚时	唐先生 杨绛先生 徐夫人 杨小姐 叶女士
职衔及职业称谓	职衔＋阁下 军(警)衔＋先生 陛下 姓名＋头衔 爵士、阁下、勋爵 姓氏＋职务 姓名＋神职	部级以上的官员或女性高级官员 军人、警察 君主制国家的君主 国王、王后、王子等 公、侯、伯、子等爵位 一般各级企事业单位 宗教界人士	部长阁下 警官先生 国王陛下 查尔斯王子 汤姆爵士 王局长、李总编 亚当神父
他人及家人	您、尊、贵、令等 舍、犬、小等 卑职、家等 奶奶、表兄、阿姨	他人或家人 比自己辈分低、年龄小 比自己辈分高、年龄大 亲属或非亲属	令尊、令爱 犬子、舍弟 家父、家姐 陈阿姨、岳父
姓氏称谓	老(小)＋姓 姓＋老	对方与自己比较熟悉 德高望重的老年男性	老王、小刘 王老

此外。有的时候还有一些称呼在人际交往中可以采用,比如可以使用表示亲属关系的爱称,如叔叔、阿姨等。你这样称呼人家,并不意味着他(她)就一定是你的亲叔叔、亲阿姨。

（三）称谓禁忌

在较为正式的场合里，有一些称呼是不能够使用的。主要涉及以下几种。

1. 无称呼　　不称呼别人就没头没脑地跟人家搭讪、谈话。这种做法要么令人不满，要么会引起误会，所以要力戒。

2. 替代性称呼　　非常规的代替正规性称呼的称呼。比如护士喊床号"十一床"、服务行业称呼顾客几号、"下一个"等等，这是很不礼貌的行为。

3. 易于引起误会的称呼　　因为习俗、关系、文化背景等的不同，有些容易引起误会的称呼切勿使用。比如中国内地（大陆）的人，很传统的一个称呼就是同志，但在港澳台地区，就不适用了；在海外一些地方也不适用。"同志"在那里有一种特殊的含义——同性恋，所以当你到香港去玩时，千万不要到同志电影院、同志酒吧里去。

4. 地方性称呼　　比如，北京人爱称人为"师傅"，山东人爱称人为"伙计"，中国人常称配偶为"爱人"等。但是，在南方人听来，"师傅"等于"出家人"，"伙计"就是"打工仔"，外国人则将"爱人"理解为"第三者"。

5. 不适当的简称　　比如叫"王局（长）""李处（长）"一般不易引起误会，但如果叫"王校（长）""李排（长）"就易产生误会。

6. 使用绰号或小名　　绰号又称外号，是人们在本名以外就其某个特征或缺陷起的名字。大都含有讽刺、调戏之意，还有一些对交往对象具有侮辱性质的绰号，如四眼儿、肥肥、大象腿、呆子等。小名也叫乳名，通常是自家长辈对小辈的爱称，小名和绰号在公共场合交往时应避免使用。

7. 错误的称呼　　错误的称呼通常由粗心大意引起，通常有两种情况：①误会：主要指对被称呼者婚否、辈分、年纪的判断错误。如将未婚的称为"夫人"。②误读：表现为念错被称呼者的姓名。例如"单"（shàn）、"查"（zhā）、"盖"（gě）、"仇"（qiú）、"万俟"（mò qí）等这些姓氏极易念错。

8. 庸俗低级的称呼　　在人际交往过程中，有些称呼应避免在正式场合使用。例如姐们儿、兄弟、老铁等。

总之，称呼是交际之始，交际之先。慎用称呼、巧用称呼、善用称呼，将使你赢得别人的好感，有助于你的人际沟通自此开始顺畅地进行。

学 习 检 测

一、单项选择题

1. 见面问声好，这属于言语特点中的（　　　）。

A. 普遍性　　　　B. 规范性　　　　C. 地域性　　　　D. 发展性

2. 交际礼仪的本质特点是（　　　）。

A. 普遍性　　　　B. 规范性　　　　C. 时代性　　　　D. 发展性

3. 护士语言得体文明能优化护患关系，你认为下面哪种情况没有做到语言得体文明？（　　　）

A. 用床号称呼患者　　　　　　B. 护理时使用商量的口吻

C. 对不配合的患者耐心引导　　D. 对所有患者一视同仁

4. 在交谈时,要注意语言的准确性,下面没有做到的是(　　)。

A. 发音准确　　B. 语速适度　　C. 内容简明　　D. 使用方言

5. 在讲话时,对语速、语调要求错误的是(　　)。

A. 语速保持匀速　　　　　　　B. 快慢适中

C. 语调尖锐　　　　　　　　　D. 语调平稳、柔和

6. 交谈中不宜选择的话题是(　　)。

A. 拟定谈论的话题　　　　　　B. 轻松愉快的话题

C. 对方擅长的话题　　　　　　D. 涉及别人隐私的话题

7. 交谈中应当注意"四不宜",不包括(　　)。

A. 不宜打断　　B. 不宜对视　　C. 不宜补充　　D. 不宜质疑

8. 日常生活与工作中,称呼别人的基本要求不包括(　　)。

A. 要采用常规称呼　　　　　　B. 在不同的场合,应该采用不同的称呼

C. 要了解并尊重当地风俗　　　D. 可以不称呼

二、思考与实践

1. 谈一谈,护患交往中使用的礼貌性语言有哪些?

2. 患者,陈某,女,50岁,风湿性心脏病,住院后经抗感染、抗风湿、改善心功能等治疗后好转,今日出院。如果你是责任护士,这时需要做什么?

第七章 护理工作礼仪

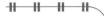

 学习目标

1. 掌握不同岗位护理工作礼仪的规范和基本要求。
2. 能在职业实践过程中恰当运用护士礼仪。
3. 具备良好的职业仪容、仪态。

情境导入

医院每天都会接待不同的患者,而他们到达医院的时候心情其实都是压抑的。前不久,一位50来岁的女性患者,诊断为淋巴癌晚期,医生一直在努力使用各种化疗方案,但结果都不怎么好。患者很忧郁,每天都想跟人聊天,因为家里人繁忙,她只能找护士,只要一看见护士,就抓住人问。有一天护士较忙,没有多余的时间与她沟通。她就开始绝望了,说:"我是不是没救了?所以你们觉得跟我说话都是多余的了。"

请思考:

面对临床中各种各样的患者,应如何注意自己的言行举止?

第一节 门诊护士工作礼仪

医院的门诊是患者来到医院后与医护人员接触的第一关,在这里患者最先接触的就是门诊护士。而门诊护士的工作态度、礼仪修养,关系到患者对医院的第一印象,因此加强门诊护理工作人员的礼仪培训与管理成为医院管理的重点。

一、接诊礼仪

患者到医院就医,难免会有焦躁不安、急于就诊的心理,再加上医院的环境比较特殊,因此加重了他们的依赖心理。此时患者最希望得到医护人员的理解、同情和关心,期待及时得到正确的诊疗。护理人员礼貌周到的工作态度,美观整洁的仪表,亲切的微笑与问候,能营造出宽松和谐的气氛,安抚患者焦虑不安的心理,成为解除患者心理恐惧的重要因素。因此,当患者来到门诊就诊时,导诊护士应具体做到以下几点。

1. 仪表端庄得体　护士的仪表应文明端庄,做到上岗着装合适得体,不化浓妆,不戴首饰;工作服必须清洁平整,无污渍,无缺损;梳妆整齐,短发不过肩,长发需盘髻;佩戴的胸牌清晰、端正,做到衣冠整齐,给患者以文明、大方的感觉,从而留下良好的第一印象。

2. 语言文明亲切　语言文明亲切是门诊护士最基本的礼仪要求。和患者接触时必须做到语言文明、态度诚恳,说话态度和蔼、亲切,语气声调柔和、悦耳。这样有利于护患关系的融洽,增加患者的亲切感,消除患者对医院的恐惧心理。例如,当看到前来就诊的患者及家属时要主动微笑接应:"您好,请问有什么需要帮助的吗?""这里是门诊大厅,挂号在××,请您随着这个标示指引先去挂号,然后再排队候诊。"

3. 表情微笑和谐　表情主要是指通过面部表情的变化表达的内心情感。面部表情自然,态度热情、诚恳,微笑服务不做作,由衷地表达对患者的关爱之情,能够使患者从心底感受到热情和温暖。

4. 眼神热情诚恳　都说眼睛是心灵的"窗户",通过注视能体会到对方表达信息时的情绪和态度,以及感受到对方在人际关系交往中是否真诚、可信任、自信且有说服力。护士在工作中流露的眼神,应当与语言、表情、动作协调,表现出热情、亲切。热情、亲切的目光能使患者信心倍增,精神振奋;淡漠、责备的目光,则使患者不知所措,灰心失望。

5. 动作端正规范　护士的举止是无声的语言,包括护士坐、立、行的姿势,操作的动作以及头、手、身体各个部位的体态语言,都是护患之间非语言沟通的主要内容,不同的动作姿势传递出的信息可以是积极的,也可以是消极的,直接影响沟通的效果。护士举止端正规范、落落大方可进一步提升患者的信任度。进行护理操作时,动作应轻柔准确,身体的各种体态语要表露恰当,做到心口如一,给患者以真诚相助的感觉。

二、治疗工作中的礼仪

门诊治疗护士的工作礼仪除了规范、娴熟的操作外,还应注意工作中的文明礼貌行为。

1. 治疗前　治疗护士应礼貌地对患者做一些关于治疗措施的科学解释,要充分尊重患者的知情权,让患者了解治疗措施的意义。在跟患者解释时一定要注意讲究语言的技巧,针对不同的患者、不同的病情、不同的心理反应,使用不同的语言表达方式。在介绍疾病的相关知识时,内容可包括发病原因、主要表现、治疗原则、饮食起居的注意事项等。护士科学的解释，可解除患者的心理负担，对疾病的恢复产生积极作用。

2. 治疗中 进行治疗操作时既要严格执行操作规程，又要动作轻柔、态度和蔼，并给予适当的安慰。当患者配合治疗结束后，还应当向患者致谢，如："谢谢您的配合，您现在需要好好休息，如果有什么不适，可随时叫我。"如遇到某些患者挑剔或为难，也要冷静处理，稳定其情绪，耐心地做好解释工作，必要时向患者道歉，并及时向上级领导汇报。

3. 治疗完毕 患者在门诊治疗结束后离去前，门诊治疗护士要耐心地告知患者所服用药物的时间及注意事项，如还需要复诊，要告知患者复诊时间，并安慰患者，说上几句祝福，如："您请走好，注意按时服药，药袋上有我们的联系电话，有什么不舒服，请随时与我们联系，祝您早日康复。"

知识链接

言谈礼仪中身体语言的含义

（1）保持微笑。微笑让人感到友好，不能直勾勾地瞪着说话人。

（2）点头。点头表示同意，是一种及时的反馈。不理解说话内容时不要随意地点头。

（3）经常眨眼。经常眨眼表示有兴趣。如果停止眨眼，瞪着对方，表示不耐烦。

（4）脑袋向右偏。最新研究发现，脑袋向右偏时，会被认为更值得信任，而向左偏时，对方认为交往对象更有魅力。

第二节　急诊护士工作礼仪

急诊科是医院的窗口，是抢救患者生命的第一线，服务的对象也是一个特殊的群体，当急危重症患者被推进急诊室时，患者及家属就将生的希望都寄托在了医护人员身上。一名优秀的急诊护士，除了应具备高尚的思想品德、优良的身体素质、良好的心理素质和掌握精湛熟练的护理技术外，礼仪修养也是至关重要的。

一、急诊护理素质要求

急诊护士面对的是急危重症的患者，因此，社会对其服务水平提出了更高的要求。急诊护士只有树立更科学的服务理念，并将这种理念体现在具体的护理服务工作中，才能满足社会高标准的要求，从而在激烈的服务竞争中，赢得社会的尊敬和承认。

第一，要有娴熟的护理技术。急诊护士的职业能力高低不仅反映医院的整体医疗水平，而且直接关系到患者的生命安危，因此急诊护士应有娴熟的急救护理技能和扎实的理论水平,这样才能应对复杂多变的急诊救护任务。

第二,要有健康的身体素质。急诊护士既是脑力劳动者,又是体力劳动者。就诊者多数为急危重症患者,病情危重、差异大、变化快,常常需要护士协助扶、抬、推。护士除了完成每天常规的门诊治疗外,遇有重大抢救或意外事故还务必随叫随到,所以急诊护士要有健康的体魄才能够圆满完成各项急诊救护工作。

第三,要有良好的心理素质。急诊护士必须有较强的应变能力。急诊患者发病急,来势凶猛,这就要求医护人员果断采取最佳的急救措施,沉着应战,临危不乱,始终保持急而不慌、忙而不乱、从容礼貌的工作态度,以稳定患者和家属的情绪,取得更好的配合,从而有利于进一步的救护。

二、急诊接待礼仪

急诊室由于护理对象的特殊性,对护士仪表态度十分敏感。在与急诊患者及家属的匆忙接触中,护士的仪表着装、言谈举止显得尤为重要。良好的工作态度、温和的交谈方式对患者的心理有着良性刺激作用,可以减少甚至消除患者的焦虑、恐惧心理,缓解急诊室紧张急迫的氛围,增加患者战胜疾病的信心,从而更有效地配合抢救。

（一）掌握急诊患者的心理

由于病情紧急,急诊患者多表现为情绪紧张、惊恐不安。急诊护士应当掌握急诊与普通患者不同的病情特点和心理特征,以便在抢救治疗中恰当地掌握患者的心理,从而更有效地进行救治工作。急诊患者常见的心理状态如下。

1. 焦虑　恐慌、不安、焦虑等是急诊患者常见的心理状态,如高热患者、休克患者。

2. 惧怕　由于起病突然(如各种外伤、大出血、剧烈疼痛等)或病情急剧恶化,患者及家属往往缺乏足够的心理准备,再加上对疾病缺乏了解,对环境、抢救设备及操作技术的陌生,对治疗效果无法预知,大多数患者出现恐惧、哭闹喊叫、难以控制等现象。

3. 依赖　突然的伤病造成患者的行为退化、情感幼稚,有"返童"现象。如患者因疼痛、发热而呻吟、辗转,甚至大声哭喊。

4. 悲观　重病患者情绪会变得悲观沮丧,表现为忧心忡忡、沉默少语,对治疗不配合,甚至拒绝,觉得事已至此,听天由命。

面对患者的各种心理状态,急诊护士要做好心理疏导工作并且要懂得有针对性地采取措施,适时、恰当地给予安慰和治疗。护士不仅需要洁净整齐的着装、高雅大方的仪表、端庄稳重的举止、体贴入微的言谈,还要有良好的工作态度,这样对患者的心理会有明显的良性刺激作用,从而减轻或消除患者紧张、恐惧心理,增加患者对医护人员的依赖感受和战胜疾病的信心,使患者能配合抢救治疗工作,确保抢救的成功。

（二）急诊接待礼仪

针对急诊患者的不同心理状态和实践情况,急诊护士接诊时应采取适当的救治措施和恰当的礼仪接待方式。

1. 稳定情绪,陈述利害　护理人员应冷静果断,以最快的速度判断病情,且以简洁明了的语言给患者和患者家属以必要的解释和安慰。

2. 抓紧时机,果断处理　护士对病情大致了解后,应迅速对患者进行必要的救治处理。救治工作的方法要正确,决策要果断,措施要得力,充分体现护理人员处理问题的针对性、及时性,增强患者的信任。

（三）急诊救护礼仪

患者进入抢救室,护士应急患者所急,想其所想,心中牢固树立急救意识;急救护士必须熟知每一种急救物品的放置位置,熟悉抢救设备的性能和使用方法,抢救中做到忙而不乱,迅速准确。

1. 技术娴熟,急而不慌　急诊护士应有娴熟的急救护理技能和扎实的理论水平。面对急诊患者,医护人员必须果断采取最佳的急救措施,保持从容礼貌的工作态度,以稳定患者和家属的情绪,从而有利于进一步的救护。

2. 充分发挥团队精神　急诊急救是团队紧密配合完成的工作,应尽量做到检查、治疗和护理操作相对集中地进行,最大程度地减少患者痛苦,缩短抢救时间;同事间应相互理解、互相尊重,护士要与医生密切配合,分工合作,齐心协力挽救患者生命。

3. 做好心理护理,及时沟通　急诊护士要做好心理疏导工作,及时向患者解释和说明必要的治疗和措施,以及治疗处置后的效果,安抚患者的心理,缓解其紧张情绪。护士应充分理解家属的心情,要耐心解答家属提出的各种问题,对家属的过激言行,要冷静对待,以获得家属的理解和支持。

知识链接

礼仪的意义

生命是短促的,然而尽管如此,人们还是有时间讲究礼仪。——爱献生

如果把礼仪看得比月亮还高,结果就会失去人与人真诚的信任。——培根

人无礼则不生,事无礼则不成,国无礼则不宁。——荀子

礼仪的目的与作用本在使得本来的顽梗变柔顺,使人们的气质变温和,使他尊重别人,和别人合得来。——约翰·洛克

第三节　病房护士工作礼仪

病房是患者在医院接受进一步检查、治疗和护理的主要场所。住院患者在饱受疾病折磨的同时,还要承受与家人分离后无助的心理压力,此时的患者多伴有焦虑、悲伤等情绪。护士作为病房主要的医务工作者,也是和患者接触时间最长的专业人员,其言行举止会对患者产生重要影响。因此病房护士必须具备优良的职业道德和礼仪修养,能善解人意,礼待患者,使患者能安心住院治疗,树立战胜疾病的信心。

一、患者入院时护士工作礼仪

患者进入一个新的环境,心理敏感且脆弱,非常希望得到医生、护士的重视。因此护士要多关心新入院患者,多与患者沟通,热情接待,体贴关怀,使患者感受到亲切和温暖,尽快适应新的环境。

(一) 办理入院手续

患者需住院治疗时,护士首先应礼貌地指导患者或家属持住院证到住院处办理入院手续,如填写登记表格、缴纳住院押金等。由于患者对医院的制度、环境往往是陌生的,而且此时心情也比较焦虑,在办理住院手续的过程中可能会表现得不知所措或急躁不耐烦,此时,护士一定要耐心、细致地指导患者。在此过程中,一定要注意语气和措辞,尽可能多用"……可以吗?""请……""谢谢""为了您……"等征求的语句;避免使用命令式的语言及语气,使患者逐渐适应角色。

(二) 护送患者进入病房

护送患者进入病房时,要热情地关心患者,主动与患者交流沟通,以便尽可能了解掌握患者更多的疾病信息,解决他们的实际困难。能步行的可辅助步行,不能行走或病情危重者可用轮椅或平车护送,并根据病情采取必要的安全保护措施。运送时除随时观察病情变化外,还要根据病情采取正确的体位;寒冷季节应注意保暖;输液、吸氧的患者,要保持各种管道通畅;进入病房后要详细地与病房护士进行交接。

二、患者住院期间护士工作礼仪

在护理工作中,护士的行为举止直接影响着患者的治疗效果,因而要求护士进行护理活动时严格遵循护士礼仪规范以及各项护理操作规范。护士理解患者越深入,越容易建立良好的护患关系。由于各病房所治病种和治疗方法不同、针对患者不同,各个病房的护士需具备的工作礼仪也有所区别。

1. 内科护理工作礼仪　内科护理工作特点:住院时间相对较长;中老年患者较多;反复住院者较多,加之内科治疗用药复杂,使内科护理工作较繁重。

(1)内科疾病病程较长,患者易出现急躁、悲观等不良情绪,这些负面情绪严重影响疾病康复。因此,护理人员要掌握患者的心理状态,做好个性化的心理疏导,创造安静优雅的休养环境,如可以让患者欣赏音乐、看电视、听广播,转移注意力;此外,可通过介绍治疗成功的案例增强患者战胜疾病的信心。

(2)尊重老年患者,细心观察。内科患者中老年患者占一定比例,老年人的心理特点表现为对病情悲观,存在无价值感和孤独感,情感幼稚。因此,对老年患者要特别关照,在不违反治疗、护理原则的情况下,尽量照顾他们的习惯,使他们有一个良好的心态,愉快地接受治疗和护理。在照顾内科患者时,要注意内科疾病病因复杂,病情变化也非常微妙,有些疾病表面上看上去很平静,但随时都可能发生变化,甚至危及生命。因此,护理人员要有高度的责任感、扎实的理论知识、丰富的临床经验和敏锐的观察力,要经常深入病房,及时发现问题,保证安全。

（3）做好健康教育工作。因为慢性病在内科疾病中最多见，住院治疗只是疾病治疗过程中的一个阶段，出院后仍需继续用药治疗和康复护理，所以有必要教患者学会自我护理和自我照顾。内科护士要向患者介绍疾病发生的原因、目前治疗的方法、有关用药及饮食、锻炼需注意的问题，教会其如何自我检测病情，鼓励患者参与治疗、护理讨论和方案的制订等，这样可以充分调动患者的积极性，融洽护患关系，提高护理质量。

2. 外科护理工作礼仪　外科护理工作特点：外科专业性较强，手术是治疗外科疾病的主要方法，无论手术大小，都会给患者的身心带来不同程度的影响。特别是急诊患者病情急、变化快、病情观察要求高。外科护士工作量大，工作任务繁重。

（1）做好术前安抚工作。无论要实施何种手术，均可使患者及家属产生恐惧和焦虑等心理问题。护士应根据不同情况，进行科学合理的术前教育，鼓励患者倾诉自己的担心，多介绍一些手术治愈的实例，以缓解患者和家属的焦虑情绪，保证手术的顺利进行。

（2）做好术中工作礼仪。手术中医护人员的言行可引起患者微妙的心理变化，所以应尽量不谈与手术无关的话题，多关心询问患者，使患者产生安全感。当患者从麻醉中醒来，渴望知道自己疾病的真实情况和手术效果时，医护人员应以温和的语言告知，稳定患者情绪，并积极引导。

（3）正确引导患者术后康复。患者手术后常出现一些不适症状（如疼痛、腹胀、排尿困难等），要科学、合理地给患者及家属进行讲解，使他们认识到术后的恢复需要一个过程，从而得到理解和配合；引导患者术后进行适当活动，有效地预防术后各种并发症的发生。

3. 妇产科护理工作礼仪　妇产科护理工作特点：妇科多为需要手术治疗的患者，以中年女性为主，属外科工作特点；产科为正常或异常妊娠及分娩者，以年轻女性为主。

（1）尊重患者隐私，平等对待患者。由于妇产科疾病发病部位的特殊性，对于不愿意公开病情的患者，护理人员一定要遵守保密制度。应尊重患者的隐私权，绝不能随便议论个人隐私，不歧视，不使用伤害性语言，要充分了解患者心理活动，平等对待患者；切忌歧视性病患者、未婚先孕女性等，要给予她们更多的帮助，使她们感受到温暖。

（2）提供健康教育。通过健康教育，使产妇及家属相信科学，正确对待有关产后的各种传统习俗，宣传产后营养的重要性，对产妇的饮食进行科学指导；教育产妇注意个人卫生，可用温水刷牙、洗澡；注意室内通风，指导其进行产后锻炼，从而利于产后子宫的恢复；宣传并指导母乳喂养。

4. 儿科护理工作礼仪　儿科住院患者特点：从新生儿到 14 岁的患儿，是处在成长发育特殊阶段的孩子。他们的特点是年龄小、生活自理能力差、活泼、好动、缺乏自控能力。患儿面对完全陌生的环境，会出现一系列行为反应，儿科护士不仅要掌握较丰富的护理知识和技能，还要掌握一些有关儿童心理学、儿童教育学以及文学艺术等方面的知识。

（1）对患儿要有耐心，如对待自己的孩子一般。患儿来到医院这个陌生的环境，会有焦虑、恐惧和不安全的心理。作为儿科护士，要有慈母之心，把他们当自己的孩子看待，爱护他们幼小的心灵。在进行护理操作时，要有耐心，和他们要多交流，以取得患儿的信任，更好地配合治疗和护理。

（2）观察患儿的非语言性表现。不同年龄的儿童个性差异很大，语言表达能力也不同，因此护士一方面要倾听患儿的语言，另一方面还要细心观察其非语言行为，如表情、眼神、体态，仔细体会和理解所表达的信息。有经验的护士可以通过新生儿啼哭时声调的高低、音量的大小、节奏的快慢、持续时间的长短来判断患儿的病情是否发生了变化。

（3）创造温馨、安全、舒适的治疗环境。治疗环境不仅影响患儿的心情，也影响沟通的效果。医院中常规的白色往往会增加儿童的恐惧感，因此创造适合患儿的温馨环境可满足其心理需要。如将白色墙壁换成浅黄色、浅绿色、浅蓝色、浅粉色，或在白色墙壁上画一些儿童喜欢的彩色图案、卡通画等；在病房环境布置中安排一定的儿童活动区域或儿童玩具室等，还可以放一些儿童书籍；在病房中经常播放轻松的儿童音乐，这样可以减少或消除患儿对医院的恐惧。

知识链接

表达方法对治病的影响

一位肺癌患者的妻子将其病理报告单给医生看，并询问还能活多久，医生看后说："两年后的病死率是 90％。"妻子听后愁容满面，丈夫看到这种情景，要求出院。几天后另一位医生劝解夫妻二人，说："两年后有 10％ 的患者还活着，到那时有新的医学技术，生命可能还会延长，您二位好好治疗吧！"夫妻二人不再要求出院。

以上两位医生的意思是一样的，给听者的感受却不同，前者给患者判了"死缓"，而后者给了患者活下去的"曙光"。医生与护士若能把消极的话赋予积极的含义，才是真正地爱护、关心患者。

三、患者出院护士工作礼仪

住院患者通过治疗恢复健康或因其他原因需要离开医院时，护士需做好出院前各项工作。

1. 真诚地祝贺出院 对于即将出院的患者，护士应首先对其康复表示由衷地祝贺，感谢患者在住院期间对医院工作的支持和理解，然后征求患者对护理工作的意见和建议，如有对护理工作不满意的患者，一定要虚心接受其批评，并对护理工作中的不足之处表示歉意。

2. 做好出院指导 患者出院时，责任护士要做好出院指导。指导和帮助患者办理出院手续，耐心指导出院后如何家庭服药，如何学会照顾自己的饮食起居，如何进行康复锻炼;对于需要复查的患者,告知复查时间以及出院后的注意事项。

3. 礼貌送别　当患者出院手续办理完毕后,责任护士应送上一段距离,一般可送至病区门口等患者走出视线;或送至电梯口待电梯门关闭后离开;有条件的医院可使用本院的专用车护送患者,或者征求患者意见后为患者叫出租车。道别时一般不说"再见",可以用"记得按时复诊""记得按时吃药"等代替。

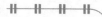

学习检测

参考答案

一、单项选择题

1. 患者来到医院与医护人员接触的第一关,是与哪位护士接触?（　　）

A. 病房护士　　　　B. 门诊护士　　　C. 急诊护士　　　　D. 儿科护士

2. 门诊护士最基本的礼仪要求是（　　）。

A. 上岗着装得体　　　　　　　B. 热情地微笑

C. 表现出和蔼的目光　　　　　D. 语言文明、态度诚恳

3. 护士在与各种辅助科室交往时,应采取的态度是（　　）。

A. 支配对方　　　B. 请求对方　　　C. 与对方合作　D. 以自己为中心

4. 护士和患者讨论涉及隐私的健康问题时,应采取的正确措施是（　　）。

A. 小声交流　　　　　　　　　B. 在安静的地点交流

C. 在安静、隐秘的地方交流　　D. 以上措施都可以

5. 给患者送住院一日清单时,应采取的恰当方法是（　　）。

A. 放到患者床旁桌上　　　　B. 放在患者枕头边上　　　　C. 双手递给患者

D. 双手递给患者,字面向患者以方便其查看,并伴随语言交流

6. 内科护理工作特点有（　　）。

A. 儿童患者较多　　　　　　B. 专业性强

C. 中老年患者较多　　　　　D. 以中年女性为主

二、思考与实践

1. 护理工作中的基本礼仪要求有哪些?

2. 儿科病房来了一位小朋友,非常调皮,也不配合护理工作人员,家长也拿他没有办法,儿科护士非常头疼,如果现在轮到你来护理,你会怎么做?

第八章 护士求职礼仪

 学习目标

1. 掌握求职礼仪的概念和特点。
2. 能熟练书写求职信并准备相关求职资料。
3. 护生能在实际应聘中应用相应的求职礼仪;护生能与考官进行良好的沟通与交流。

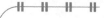

扫码看课件

情境导入

  赵某,女,22岁,护理专业应届毕业生,面临就业找工作的问题。迄今为止她已经面试了 4 家医院,但都未被录用。今日她将进行第 5 次面试,在前 4 次面试中,赵某认为自己因为打扮随意,穿着普通、未化妆就去面试而导致面试失败。今日她决定一改以前的风格,化上浓妆,涂上厚厚的口红,穿上时髦的衣服和 10 cm 的高跟鞋。在面试时,赵某用粗犷的口音与面试官交谈,像和自己的兄弟姐妹聊天一样。回答面试官问题时,总是答不到点上,面试官问东她答西。面试时她还把相关的材料落在家里,最终面试官对她只是摇摇头,笑了笑。

  请思考:赵某在面试中存在哪些问题?

  随着社会的不断进步,自主择业、双向选择已经成为大多数毕业生的选择。在求职时,除了要具备良好的专业素质外,掌握一定的求职面试礼仪也是求职者整体素质的一个重要表现,它对于求职者从容应对挑战、赢得心仪的工作起着至关重要的作用。

  了解、掌握并恰当地应用职场礼仪有助于完善和维护职场人的职业形象,会使应试者在工作中左右逢源,事业蒸蒸日上。成功的职业生涯并不意味着要才华横溢,重要的是在工作中要有一定的职场技巧,用恰当合理的方式与人沟通和交流,这样才能在职场中赢得别人的尊重,才能在职场中获胜。

Note

第一节　概　　述

一、求职礼仪的概念

求职礼仪是公共礼仪的一种,它是发生在求职过程中的一种社交礼仪,是求职者在求职过程中与招聘单位接待者接触时,应表现出来的礼貌行为和仪表形态规范,它通过求职者的仪表、仪态、言谈、举止以及求职者的书面资料等方面体现出来。良好的求职礼仪可以反映求职者的个人修养。

二、求职礼仪的特点

(一) 普遍性

我国各行各业均具有极其丰富的人力资源,每年都有大量的社会人才、大中专院校毕业生源源不断地进入劳动力市场,各类人才都需要通过求职找到适合自己的工作,进而发挥自己的能力,实现自己的人生目标,求职礼仪是各行、各业、各类招聘中均需具备的知识和技巧,应用极其广泛,具有普遍性。

(二) 时机性

求职具有很强的时机性,尽管求职者在与招聘方接触之前做了大量的准备工作,但求职结果如何往往取决于双方接触的短暂时间,尤其是面试求职,往往一个简单的照面,录用与否就已成定局。所以,要想在众多的应聘者中脱颖而出,抓住第一次见面的时机是至关重要的。

(三) 目的性

招聘与应聘双方都有非常明确的目的,招聘方的目的是希望招聘到综合能力强、整体素质较高的人才,招聘者通过对求职者的仪表、言谈、行为礼仪的观察,形成第一印象,并作为是否录用的重要条件;求职者的目的是希望自己的言谈、举止和行为等表现能给对方留下最佳的印象,从而进一步促使求职成功。

(四) 延续性

求职的过程中表现出的个人修养须在今后的工作中延续,而不应只是"表演"一下。求职礼仪是帮助我们在短时间的求职过程中反映个人修养的方法和技巧。但是,如果只做表面不注重内涵,或者只是逢场作戏,在求职成功后,不久就会原形毕露。个人修养表现在求职前、后形成较大的反差,将在单位中造成不良影响。因此,求职礼仪具有延续性。

三、求职礼仪的种类

根据招聘单位的机制、工作性质、招聘形式等的不同,求职的形式可以分为书面求职、面试求职以及网络求职等,求职礼仪也可大体上分为书面求职礼仪、面试求职礼仪和网络求职礼仪。这三种形式可以单一出现,也可以组合出现。通常,用人单位往往是先审核书面材料之后,再加以面试,面试合格后才能获得相关职位。无论是何种形式的求职,正确恰当地运用求职礼仪规范,是使求职成功的重要因素。

第二节　书面求职礼仪

求职最常见的形式是书面求职,书面求职是求职者向用人单位呈递"求职信",得到用人单位约请后,再递交一份完整、系统地反映个人面貌的个人履历和参考材料等。书面求职虽是一份简单的"自我介绍",但它却能起到自我宣传、自我推销和说服招聘单位录用等作用。因此,对于求职者而言,做好书面求职十分重要。

一、求职信的写作方法

求职信,也称自荐信,主要反映个人求职应聘的意愿、诚恳的求职态度、个人的资质和工作能力,以及对招聘单位提供机会的谢意等。在写自荐信时,应明确用人单位对人才选择的需求和喜好,投其所好,扬长避短而达到最终目的。自荐信没有固定的格式,一般由开头部分、主体部分和结尾部分组成。

（一）开头部分

开头部分说明写求职信的目的和意愿,一般包括称呼、问候语、求职意愿和缘由等。

1. 称呼　求职信的称呼要比一般书信的称呼正规,要写用人单位的全称,求职者还要针对用人单位的不同性质,来选用相应的称呼,让对方感到自己是有备而来的,对这份工作有一定的了解和重视,也表明了自己的成熟和精明,给对方留下良好的第一印象。

2. 问候语　为了增进感情,消除生疏,顺利进入主题,问候和寒暄几句是十分必要的,通常采用"您好""近安"或者"百忙之中""占用您的时间,非常抱歉"等语,使对方乐意看下去,并能从中获得良好的印象。

3. 求职意愿和缘由　要根据具体情况而定,如果是看到用人单位的招聘信息而应聘的,称为"应征性求职",该类求职是应用人单位招聘广告而写,所以,应首先说明是在什么地方看到了目标单位的招聘广告,然后说出你对该工作的兴趣,并肯定你能满足招聘广告所提出的各项要求。如果没有以上原因,而直接向用人单位申请者,称为"申请性求职",申请性求职信,开头可直接写具体目的,表明自己想寻找什么样的工作和自己所具备的从事该项工作的知识和能力。写开头部分时要注意应用一些写作技巧,以便在开头部分就能抓住目标单位的注意力。常见的自荐信开头的书写方法有以下几种:赞扬目标单位近期取得的成就或发生的重大变化,同时表明自己渴望加入的

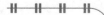
愿望,其中如果能提及一两位能使目标单位敬仰的人,将更能引起对方的注意。

(二) 主体部分

主体部分是自荐信的主要部分,主要是表明求职者的资格和能力以及求职信心和决心,重点概述自身所具备的对应于目标工作的知识、技能和态度,主要包括自己具备的求职条件、求职目标和要求、对用人单位的了解与赞美、渴望得到这份工作的心情,以及做好该项工作的决心等,突出自己的优势和特点,讲究书面语言的情、诚、美,掌握书写技巧,力求短小精悍。

(三) 结尾部分

结尾部分往往请求对方给予面谈机会,写作口气要自然,不可强人所难。一般是在结尾处提出自己的希望和要求,如"我盼望着您能给我一个面试的机会"或"盼您的答复"等等,并注明联系方式、回信地址、邮政编码、电话号码等,切莫遗忘以致无法联系,祝颂语有"此致,敬礼"或"祝工作顺利""事业发达"等,也可根据用人单位的实际,写出有特色的祝颂语,署名可以简单写为"自荐人××"或"××谨启",日期要年、月、日俱全,注意整篇求职信要做到有头有尾,语言流畅,语气谦和,文字清晰、言简意赅,突出个性特点,并能清晰地表明求职意愿和决心,切忌错别字、语句不通顺、排版不整齐、逻辑不清晰、篇幅冗长、语言累赘、含糊其辞、页面不整洁等状况,这些会严重毁坏求职者整体形象,用人单位往往会因此将求职者拒之门外。

【求职信写作案例】

××护理部主任:

您好!

前几天从贵单位人事部门获悉贵医院护理部招聘护理人员的信息,本人不揣冒昧,写此信求职,望您在百忙之中能予以考虑。

本人就读于××大学护理专业,系统学习了医学基础知识、护理基础知识和护理临床知识,特别学习了有关现代护理学的专业知识,如护理礼仪、护理专业英语、护理管理学、护理科研、社区护理、护理评估等课程,学习成绩优秀,曾连续五年获得校级一等奖学金。计算机已通过国家级二级,英语已达到六级水平。

在××医院实习的一年当中,本人积累了一定的临床工作经验,培养了良好的交际能力与管理协作能力,具有较好的团队精神。如果我有幸加入贵医院,我将在您的领导下和大家一起为提高医院的护理质量竭尽全力。

我的个人简历与相关材料一并附上,诚望能给我面试的机会。谢谢!

此致

敬礼!

求职人:×××

××××年××月××日

二、个人简历的写作方法

写个人简历要尽可能做到格式化,因为个人简历不仅仅是一份资料,同时也是向用人单位进行自我推销的商业性文件。按照具体格式进行书写,有助于强调个人简历的重点,使材料简洁明了,具有较强的说服力,另外,也可以避免内容的遗漏。

个人简历一般包括三个主要部分:个人概况,本人求职目标、资格和能力,附加参考性资料。

(一) 个人概况

这一部分主要是把自己的基本情况做简单介绍,用一目了然的格式、简洁的语言说明个人的基本情况,内容主要包括姓名、性别、民族、政治面貌、籍贯、最高学历、通信地址、联系方式及求学和工作经历等。撰写时应注意以下几个方面。

1. 姓名　必须和其他相关资料和证件(如身份证、学生证、毕业证等)保持一致,以免引起招聘单位的误解和不必要的麻烦。

2. 性别　该项目不能忽略,要准确填写。

3. 年龄　注意要与身份证的年龄相符。

4. 通信地址和联系方式　通信地址一定要详细、准确地填写,详细到门牌号,以免耽误应聘机会,联系方式一定要填写对方在工作时间内便于找到的方式。目前,一般填写内容多为手机号码和常用邮箱。如果填写电话,最好填写自己随身携带的手机号码或住宅电话号码;如果填写了邮箱,求职者一定要经常打开邮箱查阅,以免错失良机。

5. 照片　个人简历一般都要求应聘者附贴免冠照一张,照片应为近期照,并能清晰地体现出求职者的五官面貌,切不可随手贴上一张艺术照或生活照,以免给人以不严肃、漫不经心、应付差事之嫌。

(二) 本人求职目标、求职资格和工作能力

1. 求职目标　求职者所希望谋求到的工作岗位。该项可以用一两句简短、清晰的话来说明,如从事临床护理、护理教育、护理科研、护理管理等。求职目标要尽可能充分体现自己在该项方面的优势和专长,尽量把选择目标描述到具体科室或部门的工作岗位,以增加被录用的机会。越具体,就越有针对性,也将有助于用人单位进行筛选和安排工作。

2. 求职资格和工作能力　个人简历的重要组成部分。该部分陈述的语气要积极、坚定、有力、客观、真实,并具有相当强的说服力,其中学历、工作经历及相关的资料信息是这一部分的主要内容。如果是应届毕业生,受教育的经历就是主要优势,应该详细进行陈述。

(1) 按时间顺序列出自初中到目前最高学历每一阶段学习的起止日期、学校名称、所学专业、各阶段证明人、是否曾经担任学生干部等具体职务。

(2) 特别要醒目地列举出与目标单位所招聘的岗位、专业、能力或要求相关的各种教育、训练及取得的成绩。

（3）要标明或列出在上学期间所获得的各项奖励和荣誉，另外，有必要将上学期间的实习、兼职或社会实践等经历一一列出。对于一个学生而言，在校期间，参加或组织的各项社会活动无疑是一笔丰厚的财富。它可以表明该学生具备一定的组织能力、交际能力、创造能力等综合素质。写好这一部分内容，充分而又得体地表现自己，无疑会为求职的成功助一臂之力。如果是再就业，以往的工作经历则是求职的主要优势，因此对工作经历的陈述就要作为重点。陈述经历一定要真实全面，按时间顺序把每一阶段的工作情况列出，包括工作单位、工作起止时间、工作部门、具体工作岗位、所取得的成绩等。如果有其他特长，在介绍该特长时，一定要注意将该特长与招聘目标联系起来，并说明该特长与目标工作的关系和作用，这样也能增加被录用的机会。

（三）附参考性资料

参考性资料也就是向用人单位提供的原件或复印件，主要包括学历证、学位证、工作证、职称证、成绩一览表及简历等，以便于用人单位审核。为增加简历的真实性和可信性，可在结尾附上有助于求职成功的相关证件和资料，如各种奖励证书、计算机考级证书、英语水平证书、各种技能水平测试证书、培训证、资格证等。学术成就方面，将与目标工作有关的代表性材料进行展示，如科研成果、专利证书、设计作品、发表的论文、撰写的论著、科研课题、主要的社会活动及兼职聘书等。如果有知名专家、教授、权威人士或原单位领导的推荐信，将会起到事半功倍的效果。

三、书面求职材料的写作要求及注意事项

（一）态度认真、实事求是、真诚守信、展现个性

书面求职材料是展示自我能力的广告，通过阅读，可以使用人单位获知求职者的各方面信息，所以，一定要认真对待求职信。求职前要精心准备，不可马虎，要提供令人信服的事实，要真实地概括个人的基本情况、学历、资历、能力和求职动机，重点强调自身的优点和强项；关于自己的不足或者弱项，可以在适当的时候一带而过，但是千万不要把自己吹嘘成无所不能的求职者，以免给招聘单位留下浮夸的印象。

（二）外观整洁、格式规范、语句精练、表达清晰

书面求职材料作为首次与用人单位接触的传递个人信息的正式文件，是求职者大体情况真实、完整、准确的反映。

书面求职材料主要靠文字来表达其内容，文字书写不仅要让人看懂，还要让人赏心悦目，这是直接体现求职者的礼貌和尊重他人美德的方式之一。

在格式化的基础上完成相关内容的陈述时，其书写版式、字体种类、字迹颜色、书写材料的外观等方面均不可忽视。书写款式要大方、自然；求职信中的称谓、开头应酬语、正文、结尾应酬语、祝颂词、署名及时间等，都应合乎书信的写作规范；注意其结构、层次、顺序和书写格式。

书面求职材料中的词句要言简意赅、通顺，条理要清晰，避免冗长乏味的叙述。书写时不要矫揉造作，故意堆积华丽的辞藻，以免给人留下浮夸的印象。书面求职材料

要做到字迹工整、清晰,用词规范,禁止错别字、漏字和涂改,以免给人留下不严肃、不踏实、草率马虎、不尊重他人的不良印象。纸张、笔墨颜色也要体现出应有的礼节礼貌,信纸宜选用白色、质地优良的纸张,笔墨应以黑色、蓝色为好。不使用圆珠笔,以免被认为不严肃;红色笔意味着绝交,应禁止使用。书面求职材料是一种书面的自我介绍,应尽量展现求职者最优秀的一面,最好使用计算机进行打印,要注意打印质量要高,保持清晰、整洁。

第三节　面试求职礼仪

面试是用人单位对应聘者所进行的当面考查与测试,面试比笔试更富有挑战性,它是求职能否成功的重要环节,成功通过面试的最大秘诀就是在各方面突出地表现出个人能力和个性特点。所以,要做好充分的准备,才能在面试过程中游刃有余,最终顺利过关。

一、面试前的准备

(一) 做好心理准备

当接到招聘单位的面试通知时,说明已经通过初审,即将跨入面试阶段。面对面的交流是求职者在求职的过程中,一个极其富有技巧的环节,力求将求职者的能力、素质、形象和个性等在短时间内综合地展现在用人单位的招聘者眼前,因此,要抓住机会,充分地展示自我,心理素质在临场发挥中起着举足轻重的作用。

面试时大方得体的言行举止表现基于充分的心理准备。求职面试时,大多数人都会有忐忑不安、不知所措的心理状态,如果面试前做好充分的心理准备,可缓解面试时的心理压力,有助于面试中的发挥。应聘者在面试前可以采取以下几种方式来缓解面试时的心理压力。

1. 充分认识自我,充满自信　面试的时间比较短暂,如何充分利用有限的时间,给招聘者留下良好、深刻的印象,显得尤为重要。人贵有自知之明,在面试前应认真分析自己的优点和长处、缺点和短处,面试时要尽量扬长避短。自信是求职者面试前必备的心理素质。首先,要自我肯定,认为自己是优秀的,并且能顺利过关,心中默念对自己鼓励的话;其次,可以通过提醒自己该目标岗位对于自己的重要性,是自己能够达到的目标,从而来增强求职的动力;最后,积极地做好筹划,认真地准备面试。

2. 提前熟悉面试环境,多加练习　如有可能,事先到即将面试的地点熟悉环境,这样可以缓解面试时的紧张情绪。应聘者在面试前应熟记自己的中英文个人介绍以及各种资格和能力,可以反复大声朗读,或者在熟人或朋友面前多次陈述,直到把所有的内容能够轻松自如地谈论为止。

3. 做好迎接挫折的心理准备　每一位应聘者都会面临两种结果,成功或者失败。

在面试之前,应聘者无法预测结果,所以,从心理上,要能够接受失败,勇于挑战,做好迎接失败的心理准备,才能在面试过程中做到不紧张,不慌乱。

（二）保持良好的身体状态

健康的体魄既是体现个人全面发展的一个重要标志,也是顺利完成学习和工作的个人必要条件,因此,求职者平时就要注意养成良好的卫生习惯和健康的生活方式,积极参加体育锻炼,保持良好的身体素质和健康的体魄。在面试之前,要保持规律饮食,正常作息,保证充分的睡眠,才能够保持最佳身体状态,给用人单位留下一种精力充沛、健康向上的印象,从而提高被录用的概率。

（三）打下扎实的专业基础

具备扎实的专业基础,是护理专业学生在校期间一直需努力的目标。如果没有扎实的专业基础,就不能做到自信满满,所以,此项准备应提早做好,才能在面试时对答如流。毕业护生在校期间应刻苦学习,培养勤于钻研、科学严谨、精益求精的学术作风,注重护理技能训练,从而在应聘时展现出较好的护理专业素质形象。

（四）了解招聘单位的情况

知己知彼,百战不殆。对于求职者,在求职之前,不但对自己应有一个全面的认识,还要通过交谈、询问、报纸、期刊、网络等多种途径了解目标单位的情况,做到心中有数。面试前需要了解的有效信息包括三个方面。

1. 有关用人单位的信息 主要包括单位的性质、规模、效益、发展前景、招聘岗位、招聘人数等。

2. 有关用人条件的信息 包括对招聘人员的性别、年龄、学历、阅历、专业、技能、外语等方面的具体要求和限制。

3. 有关用人待遇的信息 包括工资、福利、待遇（奖金、津贴、假期、住房、医疗、保险等）。

（五）面试时的着装与仪容的准备

在短暂的面试中要给招聘者留下一个良好的印象,求职者的仪容仪表起着至关重要的作用。古希腊哲学家亚里士多德说过:美观是最好的自荐。现代心理学研究也表明,一个人的外观可以对应聘就业产生直接的影响。因此,在面试前,求职者一定要注重自己的面试服装与仪容的准备,以给招聘者留下良好的印象。应聘面试前,应聘者必须认真地对自己的仪容、仪表做一番修饰,不论是仪容,还是服饰,都必须庄重大方、规范得体,争取给用人单位留下良好的第一印象。

1. 服饰准备 面试着装要遵循"庄重大方、朴素典雅"的原则,着装与其追求个性新潮,不如穿得正统得体一些。服装的不同式样、质地、色彩等均能反映出一个人的性格特征、知识水平和不同的审美观。所选择的服装应能够充分表现出庄重得体、适宜大方,而又不失自我个性。总体来讲,求职者服装要合体,过于紧身或宽松,都会给人以不舒服的感觉,破坏个人形象。同时,要讲究色彩搭配,展现出正统而不呆板、活泼而不轻浮的气质。避免过于凝重严肃的着装或者一身花哨的服装,绝不允许不修边幅或过分时髦新潮，或是刻意地追求新奇、性感、怪异，尤其是禁忌穿露肩、露胸、露腰、露大腿的服装。应按正规场合要求穿着打扮，注意充分考虑自己的职业特点，尤其是在应聘较高职位或去外资医院面试求职时，修饰仪表更须注意。

男士穿深色西装套装，配浅色衬衣，衬衫的下摆必须塞进裤子里，腰带系得松紧合适，搭配黑色皮鞋及领带较为适宜。穿皮鞋时必须穿袜子，不可光脚。严禁穿无包头、包尾的凉鞋和拖鞋。夏天可穿颜色柔和的衬衫和长裤，配黑色皮鞋和领带；注意领带的图案和色泽不可太过于招摇，以纯色、条纹、圆点等图案为最佳。

女士则以穿着朴素、得体的裙装或套装为宜。天气冷时，冬装也要选择简洁明快型的。一般不要穿运动装、牛仔装、T恤装、透明的纱质或轻薄的面料服装，以免给人以不庄重之感。鞋子应以不露脚趾、不露后跟的中跟皮鞋为宜。着裙装时应配以与肤色相近的连裤丝袜。护理人员宜穿着套装或套裙、皮鞋，不适宜佩戴夸张的首饰，要随时随地都能体现出"白衣天使"的气质。有时，在面试时会被要求着护士服，一定要严格遵循护士服的着装要求。整个服饰搭配不超过三种主色，也可在服装上巧妙地搭配丝巾、胸针、手表等，这样更能显现出个性及优雅的气质。

2. 仪容准备　面试前，男士要切记理发和剃须，应保持头发干净、清爽、整齐，发型宜简单、朴素，鬓角要短，一般以庄重、大方的短发为主导风格。要求前不盖额、侧不遮耳、后不及领，适当定型会给人以精神焕发的感觉，但不宜过分，还要注意胡须要刮干净，切勿故意留下一簇胡须，标榜个性。按中国习俗，男士不提倡涂脂抹粉和使用香水。另外，还要注意细节，如不要有头屑，指甲要精心修剪，袖口要保持清洁，不可污、黑、黄等。

女士要保持端庄、优雅、整洁的形象，发型以端庄、简约、典雅为宗旨。避免滥用饰物，如果必须使用发卡之类饰物时，应遵循朴实无华的原则，选择蓝、黑、棕等较深的颜色。女性的颜面修饰在面试时显得尤为重要。颜面修饰不仅包含了自尊自信的含意，更是对对方尊重的一种外在表现形式。女士的颜面修饰，应以表现年轻女性的特质为佳。"素面朝天"给人以不拘小节甚至懒散的感觉，而"浓妆艳抹"则给人以过分招摇和落俗的感觉，所以，颜面部的修饰要清新、素雅，色彩和线条的运用都要遵循"宁淡勿浓"，恰到好处。香水的选择要与气质相匹配，味宜淡雅，闻上去给人以舒畅的感觉。指甲要干净、整洁，修剪要得体，长度适中，最好不要使用指甲油。

求职者面试前一定要沐浴、洗发，确保体味清新，以免因不注意个人卫生而身体散发出异味，造成招聘方的不愉快。此外，求职者还要注意口腔卫生，面试前不要食用大蒜、韭菜等带有强烈异味的食物，以免异味引起面试者的反感。必要时，可以喷口腔清新剂或咀嚼口香糖以减少口腔异味，但与人交谈时要避免咀嚼口香糖。

二、面试中的礼仪

面试过程中简洁的对答、机智灵活的反应、充分自信的展示、得体大方的举止等，都将为求职成功打下基础。在招聘、应聘过程中，求职面试是极其重要的一个环节，它既是招聘考核的最后一关，也是求职成功与否最具决定性的一关。注意遵循面试中的言谈、举止、应试及告辞礼仪等,能够更好地塑造良好的"第一印象",帮助求职者抓住面试机会,以最快的速度实现就业理想。

（一）面试中的言谈礼仪

通过面试时的交谈,考官可以感受到求职者的基本素质和业务水平,并由此决定是否录用,因此,遵循面试中的交谈礼仪是非常重要的。在面试过程中,求职者的语言、语音、语气、语调、语速一定要规范,并要把握好言谈的内容。求职者的言谈应遵循礼貌、标准、连贯、简洁的原则。

1. 讲究文明礼貌,使用谦辞敬语　应聘者在面试之前,应当先向考官问好。用"尊敬的各位考官,大家好!"等开始,在回答完对方的提问之后,一定要说"我的回答完毕"或是"以上就是我的观点,请批评指正",最后,加上一声"谢谢"。应聘者务必要使自己的谈吐表现得文明礼貌,绝不能冒昧、粗俗、无礼。不论是自我介绍,还是回答询问,均须使用必要的谦辞敬语。如需称呼考官时,不应直呼其名,而应称其职务,或以"老师"等其他的尊称相称;不能使用"这位女考官"或"这位戴眼镜的考官"等不礼貌的称呼。

2. 语气平和、语言流畅、简洁明了　在自谦有礼的谈话过程中,要注意语气平和,语调要适中,语言要文明,必要时可以适当使用专业术语,让对方感觉到求职者具有良好的专业素质和个人修养,避免过于谦虚或夸谈。应聘者在面试时,语言的流畅至关重要。能够流畅的发言,具有双重含义,一是显示应聘者对此次面试自信满满,二是显示应聘者的思路连贯,语言表达无障碍。切勿在现场反复地说一两个不确定的词,或吞吞吐吐。如果忘记事先准备好的语句,可用另一种方式表达,不要暂停、长时间纠结这句话。在进行自我介绍或回答提问时,应聘者应化繁为简,简明扼要。若考官已限定自我介绍或回答问题的时间,务必要严格遵守,宁可提前,也不能超时。如被考官提醒超时,要表示歉意后,用一两句话收尾,不可表现出不耐烦、若无其事、喋喋不休。对于不懂或不清楚的问题,不要不懂装懂,应表明自己对此问题研究不深,承认自己的不足,这样反而会给面试者留下诚实可靠的印象。

3. 仔细倾听、沟通融洽　注意倾听是语言沟通中的技巧之一。面试时,当面试者提问或介绍情况时,求职者应仔细聆听,求职者应用目光注视面试者,以示专注,还可以通过配合点头或者巧妙地插入简单的话语,赢得面试者的好感,如"是的""对""您说得对"等,这样可以增加对方的谈话兴趣,从而使自己获得更多的信息,以有助于面试在和谐、融洽的气氛中进行。注意不要在面试者发言时贸然打断,失礼于人。回答面试者的问题时,要表现出从容镇定,温文尔雅,有问必答,谦虚诚恳。对于在应答时一时答不出的问题,不要一言不发,可以借题外话缓冲一下,同时迅速在脑中搜索答案,如果确实想不出答案,先回答自己所了解的,然后坦率承认其中有些问题自己还没有认真思考。在类似这种时刻,面试者可能关注的并不是问题本身,而是求职者随机应变、解决问题的过程。

4. 善于思考、思路清晰、突出重点　在回答面试者所提出的问题之前,应聘者要在自己的脑海里将思绪梳理一下,对自己所说的话稍加思考后再给予回答。如果有些问题还没有想清楚,就绕开该话题不说或者少说,切勿信口开河、夸夸其谈、文不对题、言不及义,这些都会给人以一种缺乏涵养的感觉,尤其是当面试者要求你就某个问题发表个人见解时,就更应慎重。回答面试者的问题时要突出重点,对于用人单位感兴趣的话题可以多讲,不感兴趣的地方少讲或不讲;简单的问题边问边答,复杂的问题边思考边回答,使面试者感觉到求职者既反应灵敏又很有思想。

(二) 面试中的举止礼仪

面试时,除了运用语言进行交流外,在表达情感方面,还要借助大量的体态语言,即身体各部位的动作、姿势、形态、表情等来表现特定的信息、态度和情感。求职者的举止应遵循从容自然、文明礼貌、优雅大方的原则,考官通过观察求职者的行走、站立、端坐姿态、面部表情、心理状态来判断一个人的气质、性格、自信心和创造性,这些无声的信息对应聘者至关重要,影响应聘者的目标实现。

1. 从容自然　在面试时,应聘者一定要能沉得住气,临阵不慌,轻松自如,面带微笑。不管面对多少考官或在什么场合,求职者的任何举止动作,都应以“自然”二字为准则,千万不要举止呆板,拘谨,慌乱不堪,手足无措。举止从容自然,会给用人单位留下充满自信的好印象。

2. 文明礼貌　应聘者在面试的时候,务必克服不文明的习惯,切忌:当众擦鼻涕,大声喧哗,大笑,捂嘴笑,放资料、就座时动作鲁莽,昂头斜视别人,咀嚼食物,大声喝水,抓耳挠腮,避免在面试的时候弯腰弓背,站没站相,坐没坐相。走动、就座、开门、关门时不要弄出很大的声音,回答问题时不要手舞足蹈、指手画脚。

3. 优雅大方　面试时,应聘者要充满自信,大方自然,有条不紊,不要东张西望,自己小声嘀咕,也不要胆战心惊,缩手缩脚,肢体发抖。优雅的举止不但有助于塑造出求职者的良好形象,而且还很容易使面试人员由此而对自己产生好感,帮助自己如愿以偿。在避免不文明的举止行为时,应聘者在面试过程中应使自己的举止优雅动人,赏心悦目,得到考官的认可。

(三) 面试中的应试礼仪

1. 守时守信　守时是一种美德,亦是一个人良好素质和修养的表现,所以,准时出场面试是最基本的礼仪。迟到,会给人以言而无信、随便马虎、缺乏责任心、我行我素、无组织无纪律的印象;过早到达招聘地点,又给人以很焦急而不自在的感觉。若因某些特殊原因无法准时到场时,应及早通知面试方并表示歉意。要主动诚实地陈述原因,表述要简洁,致歉态度要诚恳。求职者须至少提前 15 min 到达面试地点,熟悉环境和考场秩序后,按要求依次进入候考室,这样做一来可以避免迟到,二来可以稍作休息以稳定情绪。

2. 以礼相待　对接待员要以礼相待,注意细节,恰当地表达礼貌,多使用“请”“谢谢”等礼貌用语。在等待时,不要旁若无人,大声喧哗,与其他考生嬉笑,勾肩搭背,吃东西,乱扔垃圾,随心所欲,对接待员熟视无睹,这样往往会给招聘单位留下极其恶劣的印象。对接待员的询问应礼貌地给予回答,但切不可贸然与之闲聊,以免妨碍他人工作,引起不满。求职面试时,应该注意给所有人都留下好印象。

3. 入室先敲门，主动问候考官　被请入室面试后，首先，要礼貌地敲门，待准入后方可进入，不可鲁莽推门而入。即使房门虚掩或处于开放状态，也应轻轻叩击以示进入。敲门应有节奏地敲三下，稍停一下，得到对方准许后，方可轻轻推门而入，然后转身将门轻轻关好。进门后求职者应主动向面试者微笑并点头或鞠躬致意，礼貌问候。若考官只有一人，则可说："您好！我是××，是来参加面试的。"如果是多位考官，则可说："各位考官，上午好！""大家好！"或者说"老师们好！我是××，是来参加面试的。""很高兴见到各位老师！"之类的话语，这样可以迅速消除紧张的情绪，缩短双方的心理距离，迈出成功的第一步。对于求职者而言，不主动向面试官打招呼或对问候不予回答都是失礼的行为。必要时，要行握手礼。主动与考官打招呼后，考官有可能会首先伸手行握手礼，求职者此时应积极相迎，给予礼貌的回握。一般情况下，如果考官没有主动伸手，求职者不宜行握手礼。

4. 征得同意，优雅入座　对方说"请坐"时再入座，在考官还没有请求职者入座的情况下，不要自己主动落座，要等考官请就座时再入座，否则会被视为傲慢无礼。入座前，应表示感谢，并从左边进入，坐在指定的座位上，如没有指定的座位，应挑选一个与考官面对面、相对较近的座位，以便于交谈，不可躲在角落的座位上，显示出惶恐。另外，要特别注意采取正确的坐姿，优雅大方。当考官与求职者谈话时，求职者必须采取身体略前倾的姿态，目光集中在谈话者面部，以表明求职者在认真倾听谈话，这也是表示尊重对方的交谈技巧之一。

5. 自我介绍的礼仪　自我介绍是求职面试中相互了解的基本方式，求职者做自我介绍时，应注意以下方面。

（1）充满自信，落落大方。应事先把中英文自我介绍都准备好，并多次练习，自我介绍时，要充满自信、落落大方、态度诚恳；最好结合一些演讲的技巧，使考官听起来既有深刻的印象，又能感受到轻松自然的氛围。

（2）语言幽默，缓和气氛。介绍过程中，适时适度地使用幽默的语言，能缓解面试时的紧张气氛，并能加深考官对求职者的印象。

（3）自尊和自谦。自我介绍时，切勿表现为得意扬扬、目空一切，给人一种不可一世、骄傲自满、浮躁虚伪的印象，应做到语气平和、目光亲切、神态自然，充分体现自尊、自谦、自信的良好形象。

（4）内容紧凑，突出重点。自我介绍的内容要实实在在，安排紧凑，有针对性地介绍与应聘岗位相关的内容，并能突出自己的特长和亮点，切忌大篇幅的大话、空话、客套话，以免给考官造成自我吹捧的不良印象。

（四）告辞礼仪

1. 把握好告辞的时机，适时结束　如何适时告辞、善始善终也是有学问的。一般情况下，面试没有明确的时间限制，如果你是用人单位约请参加面试的应聘者，何时告辞应视具体情况而定。对方告知可以离开时，方可离开，不能在对方还未告知的情况下单方贸然提出。一般情况下，回答完毕后，面试就算结束，例如：对方说"今天就谈到这里吧，请等候消息"，"你的情况我们已经了解了，今天就到这里吧"，"谢谢你对我们工作的支持","谢谢你对我们单位的关心",求职者即可站起身,露出微笑,握手道谢,然后离开,以给用人单位留下大方得体、思维敏捷的良好印象。如果在谈话结束时,想问问用人单位究竟如何决定,那就主动向对方表示自己的意愿,然后坦然地问对方:"您认为我是否适合来贵单位工作?""我告辞了。我会等候你们的研究结果,您看什么时候需要我再来,麻烦您通知我,谢谢!"总之,不论是否录用,都要很有礼貌地说声"谢谢"。若是对方当场决定录用求职者,求职者应说:"非常感谢,我一定会努力工作! 您看要办什么手续? 何时来报到?"若是当场决定不录用,求职者也要镇静地说:"虽然没有被录用,但还是很感谢您给我面试的机会。打扰您了,我告辞了。"

2. 控制情绪,保持风度,礼貌告辞 求职者在整个面试的过程中都应该保持镇静的情绪,特别是在表现不佳或者获知失败后,更应该注意保持最佳风度,控制好情绪,切勿显出一副灰心和气馁的面孔。求职者仍应面带微笑,握手告别,保持最后的礼节,做到善始善终。有时候,可能因为你善始善终的礼节和诚意打动考官,而最终扭转了面试结局,所以说,面试中的每个细节都有可能成为影响应聘结果的因素。面试结束后,无论结果如何、有无录用希望,告辞时都应向对方诚挚道谢,这既是应试礼仪的基本要求,也是展现求职者的真诚和个人修养的最后机会,对于最终是否会被录用可起到一定的积极作用。

三、面试后的礼仪

求职者往往非常注重面试前和面试中的礼仪规范,而对于面试后的礼仪要求往往忽略,从而给对方留下"虎头蛇尾""逢场作戏"的印象。一般而言,面试结束后一两天之内,求职者可以向曾经面试过的单位发一封致谢函;也可以用电子信的方式,但是写纸质信会显得更加诚恳。书写致谢函时要简洁明了,一般不超过一页纸。此种做法一方面可表示求职者的谢意,体现对对方的尊重;另一方面,可借此机会重申自己对该工作的渴望和能够胜任该工作的能力。

知识链接

护士面试常见问题

1. 请你简单地做一下自我介绍。

2. 你怎样看待护士这个职业？你认为怎样才是一名合格的护士？

3. 你为什么选择护士职业？你打算干一辈子吗？

4. 现在社会上很多人认为护士主要的工作就是打针发药。你怎样看待这个问题？

5. 从你的成绩单看你在校的成绩并不是很好,我们为什么要录用你呢？

6. 你被录用以后,如果抽调你去下乡支农,你会做哪些准备工作？

7. 当今社会医疗纠纷成了热点话题,你怎样看待这一问题？

8. 社会上习惯称护士为"小护士",对此你有什么看法？

9. 你的专业技术很好,而你的领导对技术操作并不熟悉,却经常叫你按他的要求来做,你会怎么办？

10. 当患者痊愈出院时,往往首先感谢医生,而忽略了护理工作者,你如何看待这个问题？

11. 当新患者入院时,往往对环境陌生,对疾病焦虑。你如何接待新入院的患者？

12. 当你在实习过程中,给患者注射时失败,遭到患者的拒绝和抱怨,你如何处理？

13. 作为一名护士,只要有过硬的操作技能,就是一名优秀的护士,你同意此看法吗？为什么？

第四节　网络求职礼仪

随着各家人力资源网站的纷纷成立,最大的受益者莫过于网络使用者。因为各个人力资源网站无不绞尽脑汁,规划出最适合求职者想要的功能,甚至还会提供求职者想象不到的体贴服务,比如个人专用页面、求职技巧等。它们不但努力想要消除求职者的疑虑,而且希望求职者能够亲近网络求职。

一、求职基本动作——选择登录网站

该进入哪个人力资源网站找工作？相信很多人会有这样的疑惑。首先,你可以先从入门网站输入"求职"关键词,然后再挑选一两家好的网站登录即可。不过挑选网站的时候,必须注意一些基本原则。

(1) 网站所提供的工作机会要"多"。

(2) 网站对个人基本资料的保护要"好"。

(3) 网站对工作的整合功能要"强"。

(4) 网站读取资料的时间要"快"。

(5) 网站提供相关信息的服务要"棒"。

选择一两家网站的用意,在于多给自己一些机会。不要把所有的鸡蛋放在同一个篮子里。

二、求职进阶动作——设定个人中意的条件

体贴的人力网站面试者,除了提供基本的履历登录方式外,还会针对一些热门的求职专区,为求职者提供快速的查询。另外,你可以针对特定的职业类别进行查询,以便可以让你主动地寄发个人履历表。需要注意以下几点。

(一) 基本求职礼仪不可轻视

当招聘单位主动和你联系,表示对你个人的履历有兴趣,约定安排面试的时间时,你可以依照个人的判断接受或婉拒,不过请千万记住,第一印象是相当重要的。对于E-mail通知,一定要回复,以免将来被列入求职的拒绝往来户。当你答应面谈时间时,请务必准时到达,若出现无法前往的情况,必须事先打电话告知对方,避免造成对方的困扰,如此也可以留给别人好的印象。不要轻视这些小细节。

(二) 善于利用网站的相关服务

一些知名的人力资源网站,除了帮你找工作外,还提供一些相关的咨询服务或职场信息,比如招聘单位的相关介绍、虚拟面谈、职场新闻等等。求职者应多利用网站免费提供的信息,掌握相关的资料,这样不但能帮助自己提高求职的技巧,而且能提升自己对工作的竞争力,所谓"知己知彼,百战百胜"。

(三) 网络求职保密步骤

人力资源网站里的人才数据库,都可以让会员招聘单位随意浏览,这样虽然方便,但是求职者担心自己的资料被"不相干"的面试者看到。人力资源网站从业者是否提供加密机制对于求职者非常重要。大部分网站都提供隐藏式设定,让"不相干"的人员无法阅读求职者履历。

保密工作是这样做的:求职资料登上网站后,就会被分列为简历及履历两大部分。简历依求职者的工作经验及能力,提供给潜在招聘者参考,但姓名、资料、联络电话等个人资料会被锁上。当招聘者搜寻求职者时,只能看到简历。

如果招聘者有兴趣做进一步了解,需向求职者索取履历表。这时求职者会收到一封电子邮件(通知并征询意见),求职者有同意或拒绝的权利。如果同意,求职网站才将履历表送到招聘者手中,或者直接让求职者浏览网站上的招聘广告,主动递出履

历表。

总之,上网找工作已是大势所趋。谨记步骤,建立正确态度,让网络许你一个职场未来,一点也不难。

三、网络求职的注意事项

随着互联网的飞速发展,网络的应用越来越广泛,用电子邮件进行求职已经成为一种时尚。这种方式具有成本低、速度快等优点,因此为众多求职者所青睐。那么,在给招聘方发电子邮件时应注意什么呢?

(一)事先致电后再发送

目前,求职者众多,招聘方在公布招聘信息后,往往会在几天内收到大量的求职电子邮件。求职者明智的做法是先打电话再发送,即不要一看到招聘信息就立刻将简历发过去,而是先与对方通一个电话打个招呼,或者做个简单的自我介绍后,再发求职电子邮件,这样会加深招聘方的印象。

(二)精心设计邮件

若熟悉网页制作,精通网页设计软件,最好自制信纸。因为设计精美的信纸可加深招聘方的好感,激起招聘方了解的兴趣与欲望,从而获得最佳的宣传效果。

(三)慎重选用附件发送

不少求职者习惯用 Word 或 WPS 将求职资料编辑好,然后以附件的形式发出去。虽然以附件形式发送的简历看起来效果更好,但是由于病毒的威胁,越来越多的招聘者都要求求职者不要用附件发送简历,甚至有些招聘者会把所有带附件的邮件全部删除。

另外,所发送的电子简历要求简短,一般不附有发表的作品或论文。用人单位即使打开附件通常也不会仔细阅读附带的作品。如确有必要需附带论文,应选几个有代表性的段落,然后用简短的文字加以说明,让招聘方清楚你的价值就够了。

(四)忌大范围发送邮件

由于发送电子邮件的成本较低,于是有人到处发送,期待着"广种薄收"。其实这样做不一定能提高求职成功率。应聘不同的职位,准备的简历应该有所不同,就算是同类型的职位也往往会由于不同职位的人员结构不同而要求不同。例如,同是应聘广告公司的文案,一些小型广告公司的文案要求往往包括策划,而一些大型广告公司的策划和文案是分开的。前者不仅要有突出的文字功底,而且要有创意,后者只要有很好的文字功底就可以了。

(五)按时发送

一定要在规定的期限内发送电子简历,不可过期发送。最好提前 1~2 天发送,便于工作人员阅读整理。

参考答案

学习检测

一、单项选择题

1. 下列哪项不是求职礼仪的特点？（　　）

A.普遍性　　　　B.目的性　　　　C.时机性　　　　D.延续性　　　　E.单一性

2. 面试时下列哪些做法不妥？（　　）

A.面试不要抱太大希望,不用特意化妆、选衣服

B.面试前要注意自己的仪容礼仪

C.面试前要注意自己的服饰礼仪

D.面试时落座要征得面试官的同意

E.面试时不可浓妆艳抹

二、思考与实践

1. 护士如何进行求职的形象准备工作？应该注意哪些礼仪？

2. 护生在面试过程中的技巧有哪些？

3. 分小组模拟面试。面试中模拟以下问题：

①考官：你好,请坐！我是本次面试的考官,请你先做自我介绍。

②考官：为什么会选择这个职业？

③考官：你是怎么看待这个职业的？

主要参考文献

ZHUYAOCANKAOWENXIAN

[1]　袁慧玲,韩同敏.护理礼仪与美学[M].北京:人民卫生出版社,2016.

[2]　高燕.护理礼仪与人际沟通[M].3版.北京:高等教育出版社,2014.

[3]　秦东华.护理礼仪与人际沟通[M].2版.北京:人民卫生出版社,2019.

[4]　李晓乾,苟敏,陈红.护理礼仪与人际沟通[M].上海:第二军医大学出版社,2016.

[5]　李丽娟,张涌静.护理礼仪与人际沟通[M].北京:北京大学医学出版社,2016.

[6]　李辉,秦东华.护理礼仪[M].北京:高等教育出版社,2015.

[7]　吴玲,洪芳芳.人际沟通与护理礼仪[M].南京:江苏凤凰科学技术出版社,2014.

[8]　韩文萍,罗劲梅.护理礼仪(临床案例版)[M].武汉:华中科技大学出版社,2015.

[9]　位汶军.护理礼仪与形体训练[M].北京:中国医药科技出版社,2009.

[10]　梁伟江.护理礼仪[M].北京:人民卫生出版社,2009.